AF356260

TRAITÉ

SUR

LES ULCÈRES DES JAMBES,

PRÉCÉDÉ

De Remarques en forme d'introduction, fur le procédé de l'Ulcération, & l'origine du pus louable;

SUIVI

D'une méthode heureufe de traiter certaines Tumeurs fcrophuleufes, les Ulcères des mamelons, les Crevaffes du fein & les Abcès laiteux.

Par M. MICHEL UNDERWOOD, Chirurgien de l'Hôpital des femmes en couches, à Londres.

ON Y A JOINT

La Méthode *de feu M. Elfe*, de traiter les Ulcères des Jambes.

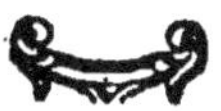

A PARIS,

Chez THÉOPHILE BARROIS le jeune, Libraire, quai des Auguftins.

M. DCC. XXXXIV.

AVEC APPROBATION ET PRIVILÉGE DU ROI.

AVERTISSEMENT.

U N habile Médecin à qui cet ouvrage parut préfenter des vues intéreffantes, me l'ayant communiqué, je le lus avec toute l'attention qu'il méritoit. J'en comparai les diverfes théories avec les deux excellens Mémoires que MM. Champeaux & Camper ont écrits fur les ulcères, & qui forment le 12ᵉ. vol. in-12 des Prix de la célèbre Ecole de Chirurgie de Paris. En conféquence j'ai cru pouvoir les citer, foit pour éclaircir, foit pour rectifier quelques affertions de l'Auteur, fans prétendre lui rien ôter de fon mérite. Les gens de l'art feront encore plus en état que moi de fuivre le parallèle dont j'ai fait une efquiffe. J'aurois voulu avoir ici l'ouvrage anglois que Bell a écrit fur les ulcères, & dont un Chirurgien Anglois m'a dit beaucoup de bien. Feu M. Elfe ayant publié avant notre Auteur un petit écrit fur le même fujet que lui; j'ai ajouté ce morceau à la fin de l'ouvrage, le prenant dans la collection des Ecrits de cet habile homme, dont M. Vaux, Chirurgien de Londres, vient de donner une édition. Notre Auteur eft d'un avis contraire à certains égards : les Praticiens jugeront s'il a raifon. Au refte, fi tous les hommes s'accordoient à dire *oui* fur tous les points, les fots n'auroient plus rien à dire. L'Auteur a jeté un très-grand nombre de notes dans fon ouvrage. J'ai retranché celles qui m'ont paru abfolument inutiles. Je les ai remplacées par d'autres, mais non comme de moi-même. Ne pratiquant pas la Chirurgie, quoique j'en faffe le plus grand cas, les gens de l'art auroient pu me dire avec Perfe: *tollat fua munera cerdo.*

LEFEBVRE DE VILLEBRUNE.

EXTRAIT

DE LA PRÉFACE

DE L'AUTEUR.

Tout homme qui publie sa manière de penser, sur le sujet même le moins important, ou paroît intéressé, ou vouloir intéresser les autres ; ou il agit par l'un & l'autre motif. Un usage presque universel oblige un Auteur de faire connoître pourquoi il écrit, ou quelles sont les raisons plausibles qui peuvent justifier son entreprise. Guidé par l'amour de l'humanité, j'ai cru devoir me rendre à l'opinion favorable de mes amis ; opinion qui m'a presque persuadé que cet ouvrage répondoit à mon intention, & qu'ainsi il seroit d'une utilité réelle pour

les malades. Je parle avec d'autant
plus de confiance, que j'ai vu les
plus grands avantages d'un traitement tout différent de ceux qu'on
a coutume de fuivre. Si donc j'ai
contribué à perfectionner les *trai-*
temens des ulcères des jambes , traitemens qui jufques ici ont été fujets
à tant de difficultés & de fuites
fàcheufes , je crois n'avoir pas befoin d'entrer dans de longs détails ,
pour me juftifier. J'efpère que mes
idées & mes avis (1) mériteront
l'approbation du public.

---

(1) J'ai retranché comme inutiles pour nous,
les autres détails de la Préface de l'Auteur.

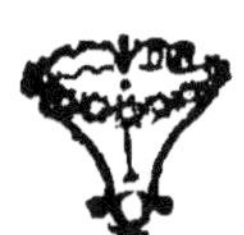

INTRODUCTION.

CERTAINES maladies font plutôt fuivies de peines & de gêne que d'aucun effet funefte : on en doit donc auffi redouter les conféquences. De ce nombre, font les ulcères des jambes. En général, ils ne tendent pas à la mort : mais les fujets qui en font attaqués, ne fentent que trop combien ils deviennent pénibles. On pourroit faire nombre d'obfervations fur les différentes particularités des ulcères (1); je ne m'arrêterai à aucuns détails concernant la nature de ces diverfes affections, qu'autant qu'il le faudra pour établir les moyens de les guérir complétement & fans aucun danger.

---

(1) On trouvera fur-tout dans le Mémoire de M. Camper, de quoi s'inftruire à cet égard, fect. iij, p. 329 & fuiv. Conférez Mémoire de M. Champeaux, p. 106 jufqu'à la fin.

Dans ces vues, il ne fera donc pas inutile de dire quelques mots fur les ulcères en général, & fur la différence qui fe trouve entre ceux des jambes & les autres, entre les plaies récentes des jambes & celles de toute autre partie du corps. Il faut auffi établir pourquoi il y a toujours plus d'inconvéniens (1) & de difficultés à guérir les ulcères des parties inférieures, & à garantir la partie guérie de toute récidive. Je crois que ce point eft effentiel pour établir une pratique raifonnée; & qu'on ne peut efpérer de fuccès qu'autant qu'on ne le perdra pas de vue.

Il eft prefque inutile de dire que les caufes des ulcères font, en général, ou un accident externe qui emporte ou dé-chire la peau (2), ou le froiffement des parties fubjacentes, dans certaine com-

---

(1) Voyez Camper, p. 393.

(2) *Ulcus eft folutio continui ab erofione facta.* Galen.

plexion prédifpofée aux affeƈtions ulcé-
reufes ; ou une caufe (1) interne qui
fufcite une inflammation à la partie, &
y détermine en conféquence une fuppuration, fans le concours d'aucune léfion
externe : telles font diverfes efpèces de
fièvres. On peut y ajouter la négligence, le peu de ménagement qu'on a
eu pour un abcès qui, n'ayant pas été
traité d'une manière convenable, a dé-
généré en ulcère ou en un écoulement
purulent continuel.

Telles font, en peu de mots, les caufes
générales des ulcères, & celles auxquelles il faut faire attention, lorfqu'on
n'a pas lieu de foupçonner quelque con-
tagion particulière dans la complexion
des fujets.

Quant aux ulcères des jambes, il faut
encore confidérer les circonftances particulières au membre. La jambe eft une

---

(1) *Ulceris caufæ vel internæ funt, vel externæ.*
Paré.

partie externe, mais inférieure, & qui, par cette poſition inclinée, eſt plus ſuſceptible d'être (1) affectée d'ulcères que toute autre. Les gens de l'art, qui ont écrit ſur ce ſujet, ne me paroiſſent pas avoir fait aſſez d'attention à cette circonſtance, ni à l'influence qu'elle a pour déterminer ces affections inférieures, & en même temps, pour fixer l'indication de la cure.

Avant de parler de la cure, il ne ſera pas inutile de faire quelques remarques ſur les ulcères en général, & en particulier ſur celles des extrémités inférieures.

Des Auteurs renommés (2) ont défini l'ulcère, une ſolution de continuité dans

---

(1) Champeaux, p. 119.

(2) Wiſeman, Turner, Bell. Il faut excepter Hippocrate qui donne ce nom à toute ſolution de continuité. Cullen dit, *partis mollis ſolutio purulenta*, *vel ichoroſa*. Selon un Auteur François, les ulcères font des ſolutions de continuité dans les parties molles, avec écoulement de pus. *Traité des tum. & des ulc.*

une partie molle, d'où il s'épanche une matière purulente ou ichoreuse.

Mais l'ulcération préfente quelque chofe de plus qu'une fimple folution de continuité. Il y a auffi déperdition de fubftance dans la partie ulcérée. C'eft pourquoi, il me femble, qu'on définiroit plus exactement l'ulcère, » une fo- » lution de continuité dans une partie » molle, avec épanchement ichoreux, » purulent, fanieux, ou de matières » viciées, & perte de fubftance dans » la partie affectée (1). «

____

(1) Sennert & Hoffmann donnent prefque cette même définition : *Ulcus dicitur folutio continui cum imminutâ magnitudine, in parte molli, à materiâ erodente ortum habens. Differunt nimirùm in eo vulnus & ulcus, quod in vulnere faltem eft foluta unitas ; nil verò neceffarium de parte amiffum eft : in ulcere verò femper aliquid de parte affectâ imminutum & amiffum eft ; fi non plus, faltem cuticula.* Sennert. lib. 5, part. 2.

Sunt autem ulcera partium folidarum atque mollium cum cavitate quâdam minori, ichorem

On peut dire que c'eſt-là le caractère des ulcères en général, & même le prendre comme le diagnoſtic. Néanmoins il faut y établir quelques diſtinctions : elles ſont aſſez importantes pour avoir une influence conſidérable ſur le traitement. Voici donc les principales.

---

tenuem , ſalſum & acrem fundente , diſſolutiones & eroſiones , à ſero extravaſato & corrupto originem ducentes. Hoffm. c. VI, §. 1.

On voit cependant que ſelon Hoffmann & quelques Ecrivains modernes, un *ulcère* eſt un *abcès ancien* , ou de mauvais caractère : mais , ſi l'on veut parler avec préciſion , il faut néceſſairement y ſuppoſer quelque différence , ſans quoi tout apoſtême qui crève ou s'ouvre, toute plaie après l'opération pourroit paſſer pour un ulcère ; mais Hoffmann ajoute : *Differunt ulcera ab abſceſſibus cùm in hiſce major quàm in illis deprehenditur cavitas ; atque non tam ſanies aquoſa, ſalſa & acris , quàm potiùs pus laudabile , bene coctum à ſanguine in partibus muſculoſis ſtagnante , & morâ corrupto gignitur : licet negari minimè poterit ulcera ſæpe ex apoſtematibus oriri , quæ in principio meri fuerunt abſceſſus.* §. 2.

1°. Un ulcère peut être fimple, & provenir de caufes purement externes.

2°. Il peut être la conféquence d'une difpofition cachectique, ou joint à cette difpofition.

3°. Il peut être dû à un virus particulier.

4°. Il faut auffi confidérer le local de l'ulcère. En effet, ou il affecte la furface des parties en manière d'éryfipèle; ou il tient davantage du phlegmon, étant fitué dans la fubftance même des parties.

Mais il faut remarquer ici quelques autres diftinctions faites par les meilleurs Auteurs.

1°. Un ulcère peut être de nature (1) à ne plus admettre de guérifon. Néanmoins ce cas eft rare, & n'entre pas ici dans l'objet de mes réflexions.

2°. L'ulcère peut être produit par

____

(1) Cancéreux, &c. *Ulcera hydropicorum vix immò. ne vix curantur.* Hippocr. Aphor. f. 6. 45. — Conférez auffi Camper, p. 401.*

l'état particulier d'une conſtitution indi-
viduelle qui empêche le ſujet de s'aſtreindre à une manière de vivre abſolument néceſſaire pour la cure (1) ; ou
cette conſtitution ne ſera que conco-
mitante.

3°. L'état de ſanté du malade, ou des
circonſtances particulières peuvent auſſi
ne pas permettre la retraite, la vie ſéden-
taire, ni telle ou telle (2) poſition
requiſe.

Je m'occuperai plus directement du
traitement des ulcères qui ſe préſentent avec ces dernières circonſtances.
Comme on preſcrit généralement le
repos & la poſition horizontale du membre, j'examinerai cette méthode & ſes
rapports.

Les ulcères fâcheux en eux-mêmes,
& qui ont duré long-temps, parviennent ſouvent à une heureuſe guériſon,

____

(1) Sharp's Introduction, p. 29.
(2) *Ibid.* p. 38.

par des moyens adouciſſans, un repos abſolu, lorſqu'il n'y a pas de diſpoſition cacheɛ̀tique dans le ſujet (1). Mais ſi, après cela, le ſujet ne vit pas régulièrement, s'il prend trop d'exercice, la plaie ſe rouvrira probablement. Dans ce cas-là, le mal étoit guéri, mais le ſujet n'étoit pas parfaitement rétabli.

Il ſe préſente encore ici une queſtion fort naturelle. Eſt-ce là le traitement convenable de ces ulcères ? Mais ſi l'on peut prouver qu'un régime ſévère & long-temps continué, loin d'être néceſſaire, devient préjudiciable, & que ces ulcères guériſſent auſſi ſouvent avec le même temps, la même certitude, & ſans danger de récidive, par un traitement différent, je crois que cela mérite toute l'attention des gens de l'art.

On a généralement obſervé, comme un fait certain, que les ulcères ou les plaies des extrémités inférieures, & au-

---

(1) Sharp's Introduction, p. 31.

deſſous du genou, ne guériſſent pas ſi bien que ceux ou celles des parties ſupérieures (1). On a aſſigné différentes raiſons de ce phénomène : mais, comme les principes ſont plus ou moins liés avec la pratique, il ne ſera pas hors de propos de dire deux mots à ce ſujet, afin de mettre, dans tout ſon jour, l'objet qu'il faut examiner.

Les extrémités inférieures étant comme des parties inclinées du tronc, on a cru éclaircir la difficulté, en alléguant la circulation lente des fluides. Mais d'autres on donné pour cauſe la deſcente d'humeurs viciées ou dépravées (2).

---

(1) C'eſt un principe avoué en Chirurgie, que les abcès & les ulcères ſont plus ou moins ſuſceptibles de guériſon, ſelon qu'ils ſont plus hauts ou plus bas. Sharp, Introduct. p. 17.

(1) Wiſeman, Turner, Sharp. Galien a dit des ulcères, *malignantis naturæ : Talia appello in quibus aut pars affecta tam vitioſo habitu eſt prædita , ut vel optimum ſanguinem , qui nutritionis gratiâ confluit , corrumpat : aut id quod*

Il eſt de la plus grande importance de diſtinguer les faits, des hypothèſes. Les faits ont étendu les bornes de nos connoiſſances ; & l'on n'a encore rien gagné à la faveur des ſuppoſitions. Chacun peut obſerver les faits ; mais les cauſes ſont ſouvent ou cachées, ou douteuſes.

Quant à la première théorie, c'eſt-à-dire à la circulation lente des fluides, elle eſt inadmiſſible, parce que la cauſe prochaine, qui doit lui ſervir de baſe, ne ſe manifeſte pas toujours dans les cas d'ulcères aux jambes. L'œdème, tantôt précède, tantôt accompagne les ulcères, tantôt il ſemble n'en être que la conſé-quence. Tout ce qu'on voit de bien

---

influit, adeò perverſum exiſtit, ut etiamſi pars reêtè ſe habeat, ab ipſo tamen ſolo erodatur. **Compoſ. Medic. l. 4.**

Ambroiſe Paré, parlant de l'ulcère cacoéthique, dit, d'après Galien, *influentem corrumpit humorem ;* & en parlant de la cacochymie, *propter influentis ſanguinis partem exedentis, pars affeêta nimium humida non coaleſcit,* **l. 12, c. 10.**

pofitif en cela, c'eft la preuve manifefte d'une difpofition cachectique.

La feconde théorie n'a qu'une bafe purement précaire. Tant que nous n'aurons pas des notions plus diftinctes fur ce qu'on appelle humeurs *viciées, dépravées*, nous ne devons pas admettre ces humeurs, comme la caufe différencielle dont il s'agit, puifque l'on peut faire (1) difparoître cette différence, par la feule application des topiques, & par l'exercice, comme je le montrerai ailleurs.

Sans vouloir réfoudre ici la difficulté, je vais produire quelques réflexions qui me paroiffent dignes de l'attention des gens de l'art.

---

(1) Cela peut être à l'égard des ulcères fimples ; mais quoique plufieurs Praticiens aient reconnu l'avantage de l'exercice dans le traitement des ulcères fimples des jambes (Voyez Champeaux , p. 121 *), il ne s'enfuit pas que le vice des humeurs ne faffe pas quelquefois de différence dans les ulcères compliqués de ces membres , & que même ce vice n'en foit pas auffi quelquefois la feule caufe.

1°. C'eſt ſur-tout dans les environs du cœur que réſide la force vitale de l'animal. A proportion que les parties s'éloignent de ce centre, la circulation du ſang eſt plus languiſſante, la chaleur plus tempérée; & les fonctions animales ſont plus ſuſceptibles d'interruption ou de trouble. Or, cette force que j'appellerai ici, *vis medicatrix*, dépend, en grande partie, de la vigueur & de l'énergie générale ou particulière du ſyſtême: ſi donc cette énergie vitale diminue à proportion qu'elle eſt éloignée du centre, faut-il être ſurpris que cette *vis medicatrix* qui dépend de la même cauſe, pour produire ſes heureux effets, ſoit diminuée en même raiſon?

2°. Il y a dans les extrémités beaucoup de parties tendineuſes & ligamenteuſes. Quoique ces parties ne ſoient pas entièrement dépourvues de ſentiment, elles en ont néanmoins très-peu. Les vaiſſeaux ſanguins y ſont à peine viſibles: on ne les voit que dans l'état ma-

lade du local; & dans cet état, ces parties
font fufceptibles de la plus grande irri-
tabilité. La ftructure de ces parties peut
donc, en plufieurs cas, beaucoup contribuer au retard de la cure d'un ulcère.
La pofition baffe & inclinée des membres inférieurs, jointe aux autres caufes, peut auffi contribuer aux maux dont
le fujet fe plaint, quoique d'elle-même
elle n'ait peut-être pas pu les produire.

Quand on voit un ulcère aux extrémités inférieures, devenir rebelle malgré le traitement le plus prudent, &
tous les ménagemens poffibles, fans qu'il
y ait néanmoins d'inflammation bien
marquée, & lorfque le fujet ne préfente
pas non plus une difpofition cacoéthique,
ni un vice particulier dans le fyftême,
il eft fans doute de la plus grande importance d'en rechercher la caufe. Quelques perfonnes attentives l'on fait avec
le plus de foin : mais le peu de fuccès,
on plutôt le défaut de fuccès de la pratique, en général, n'a que trop prouvé

combien leurs efforts ont été inutiles.

J'oferai donc fuppofer ici que la caufe la plus probable eft un défaut ou général ou particulier d'énergie vitale. S'il eft général, ce qu'il eft très-important de déterminer, & que l'atonie fe foit répandue dans tout le fyftême, il faut fe propofer fur-tout de faire revivre les forces éteintes, & de ranimer toute l'organifation, par les moyens les plus directs & les plus efficaces. Mais s'il n'eft que local, les vues doivent être différentes. On doit agir comme en conféquence d'une diminution de forces dans la partie affectée. Je ne prétends pas pour cela que les deux caufes ne puiffent exifter enfemble : c'eft au contraire ce qu'on apperçoit fouvent dans le même fujet. Quoi qu'il en foit, on ne peut nier qu'elles ne puiffent concourir & ne concourent fouvent enfemble.

Il ne faut cependant pas s'imaginer qu'en fe propofant de ranimer les forces, on parviendra toujours au but. Il y a

quelquefois, dans la conftitution naturelle du fujet, affez de forces pour fur-
monter une maladie, fans que, pour
cela, ces forces foient mifes en action.
Il eft alors néceffaire d'aiguillonner la
nature par des ftimulans externes (1) :
mais en agiffant ainfi, il faut obferver de
proportionner les moyens aux vues qu'on
fe propofe. Les topiques ftimulans ne
feront quelquefois qu'irriter la partie,
fans produire aucun effet avantageux :
fi même ils n'en produifent pas de mauvais. Lorfque la force & l'action de la
partie malade ne font pas fupérieures au
mal, la nature ne fera que des efforts
inutiles; & conféquemment elle augmentera plutôt le mal, & retardera la
guérifon.

Mais le mouvement du corps produifant une irritation, ne feroit-il pas une
efpèce de ftimulus nuifible à cet égard,
fur-tout dans le cas d'ulcère aux extré-

____

(1) M. Camper a été du même avis.

mités inférieures ? » Un sujet affecté
» d'une pareille incommodité, se sent
» en effet moins disposé que d'ordinaire
» à marcher ; & sans être dans un repos
» continuel, il doit au moins ne pas se
» fatiguer la jambe pendant quelque
» temps, d'autant plus que le mouve-
» ment, devenant un stimulus appliqué
» à contre-temps, augmente l'action
» des vaisseaux ; la douleur devient plus
» considérable ; les parties voisines s'en-
» flamment, & l'écoulement est plus
» abondant ; enfin, le sujet est obligé de
» rester en repos. La nature, ajoute-t-on,
» faisoit un effort pour donner une nou-
» velle surface à l'ulcère ; mais le stimu-
» lus qui a animé l'action de la nature
» ayant cessé, ses efforts n'ont été que
» partiels & inutiles. Comme il y a tou-
» jours une perte plus ou moins grande
» de substance, avant qu'on apper-
» çoive les premiers bourgeons charnus,
» l'opération de la nature n'a fait que
» commencer ; & de-là, l'ulcère est

» devenu plus fale, plus profond & plus
» large. «

Voilà les inconvéniens qu'on attribue
au mouvement de la partie malade (1);
& en conféquence, on décide qu'il eſt
befoin d'un repos abfolu pour parvenir
à la guérifon. Mais cela eſt-il auſſi évident qu'on l'a penſé ? Je crois la choſe
auſſi douteufe qu'importante à examiner.
Il femble que l'expérience & la raiſon
permettent de fuppofer que le feul & le
principal obſtacle qui s'oppofe à la cure
des ulcères des jambes, ne vient pas de
ce que ce font des parties baſſes, mais
de ce que ce font des extrémités où la
circulation eſt beaucoup moins active.
Voilà auſſi pourquoi les jeunes gens fe

---

(1) On voit par le petit écrit de feu M.
Elfe, que l'on a fouvent ces mêmes inconvéniens à redouter avec la condition du repos, &
qu'au contraire un ulcère de douze à quatorze
ans s'eſt guéri avec le plus grand exercice. Elfe
étoit partifan du repos, mais homme de bonne
foi. *

plaignent

plaignent fur-tout de la tête, des parties fupérieures du corps ; mais, avec l'âge, leurs maux gagnent les parties inférieures. De-là, il arrive fréquemment que ceux qui avoient mal aux yeux dans la jeuneffe, ont, étant vieux, des fiftules à l'anus, ou des ulcères aux jambes, vu le ralentiffement de la circulation du fang aux extrémités les plus diftantes, & l'atonie qui en réfulte à ces parties.

Il eft peu de Chirurgien qui ignore que les pieds ou les orteils font plus fujets à être affectés de gangrène que toute autre partie du corps. Quoique les doigts des mains n'aient que de petits vaif-feaux, & foient à une diftance confidé-rable du cœur, il eft certain que la cir-culation y eft plus active, tant à caufe que ces vaiffeaux partent du commen-cement même de l'aorte, que parce que ces doigts font dans un exercice prefque continuel. Mais les extrémités inférieures étant encore plus éloignées du cœur, & moins en action que la main, ont ces défavantages compenfés par l'exercice, auxquelles elles font néceffitées pour le foutien du corps & pour la marche.

C'eft par le manque d'exercice que les gens indolens & fédentaires font privés de ce ftimulus fi néceffaire, & que la circulation devient trop lente pour maintenir le ton convenable des parties. On peut, par ce moyen & par l'infpection anatomique, rendre raifon des œdèmes de pieds & des malléoles, dont ces fujets font fi fouvent affectés. Il ne fera pas non plus difficile d'expliquer l'enflure qui furvient à un membre qu'on a tenu pendant quelque temps dans une pofition horizontale. En effet, les forces motrices y font diminuées, tandis que la *maffe à mouvoir* eft confidérable.

De tout ceci, j'ofe inférer que l'exercice étant fi néceffaire, en général, pour le maintien de la fanté, & fur-tout du ton des extrémités, bien-loin d'être nuifible à la guérifon des ulcères dont ces parties font attaquées, il doit y être avantageux quand on fait le régler & le prendre à propos.

L'art eft donc bien plus intéreffé à trouver les moyens de diriger les effets de l'exercice, que de tenter toute autre méthode curative qui l'excluroit, en intervertiffant l'ordre de la nature, & en privant, pour un temps, le fujet du moyen de foutenir fa fanté ou de la recouvrer. Or, c'eft ce pernicieux ufage qui, felon moi, fait un des principaux points de la difficulté dont il s'agit.

Voyons à préfent comment la nature procède à la formation de l'ulcère. Dans le cas où l'ulcération des parties a lieu, on allègue ordinairement, pour caufe de cette folution de continuité, *une fonte des parties molles* qui fe convertif-fent en pus & en fanie, &c. (1) On a

---

(1) *Vafcula diftenta, rupta cum dolore, calore, pulfu, liquores fuos effundunt, folvunt, putrefaciunt leviter, folida atterunt, folvunt, fluidis mifcent, in unum fimilem album, fpiffum, gluti-*

fait des expériences fur le cadavre & fur des fujets vivans, pour prouver cette théorie. Cependant il y a tout lieu de craindre qu'elle ne foit mal vue à l'égard du corps vivant : c'eft un procédé qui contredit tout ce que nous çonnoiffons dans l'économie animale, & les obfer-vations des plus exacts Phyfiologiftes.

L'art même ne peut guère effectuer la folution parfaite d'une partie molle féparée du corps, qu'en la plongeant dans une liqueur cauftique. On a encore moins vu les chairs, proprement dites, & le tiffu cellulaire fe convertir en un

---

nofum , pinguem humorem , pus dictum. Boerhaav. Aphor. 387.

Le pus ou la matière n'eft affurément pas une fécrétion naturelle. — Je crois pouvoir affurer qu'une diffolution de quelque partie folide rom-pue des vaiffeaux capillaires , & un mélange de quelque humeur qui y doit circuler , font une partie effentielle du pus. Pott. vol. 1 , p. 315. — Conférez néceffairement Champeaux, p. 60, 64 ; & Camper , p. 263, 335.*

fluide femblable à un vrai pus. La fimple divifion d'une fibre vive ne produit pas néceffairement la mort de cette fibre. Il eft au contraire très-vrai que la décompofition produite, foit par la fermentation putride, foit par l'une ou l'autre opération de l'art, ne peut avoir lieu fans éteindre le principe vital dans la partie affectée. En outre, les matières purulentes, qui s'épanchent d'un ulcère, différant, par leurs propriétés chimiques, de la fibre morte & dans l'état de diffolution, on ne peut fans doute en conclure que l'arrangement de leurs molécules foit le même. En outre, on auroit dû obferver que la décharge la plus abondante d'un ulcère a lieu lorfque la croûte fale, qui recouvroit un ulcère, fe détache. Mais on remarque le contraire. Un ulcère ne jette jamais une fi grande quantité de matière louable que pendant quelques jours après que fa furface a été nettoyée. Les Praticiens peuvent avoir remarqué que la dimenfion d'un ulcère augmente quelquefois du double en peu d'heures, fans que l'écoulement augmente en proportion, comme cela devroit être, felon l'idée que préfente l'hypothèfe de la *fonte* ou de la *diffolution*.

Il femble que l'ulcération des parties fe fait par une opération du fyftême abforbant ; opération qui, en conféquence d'un ftimulus, enlève les parties molles, & les porte dans la circulation (1). Aucun Anatomifte ne peut douter de la poffibilité de ce fait, en confidérant que les onguens; & même les poudres font promptement abforbées, fur-tout aux endroits dépourvus de l'épiderme (2). En admettant cette

---

(1) C'eft, je penfe, à M. Hunter, que la phyfiologie eft redevable de cette idée, auffi ingénieufe que probable.

(2) Voyez la lettre de M. Gruikshank fur l'abforption du *calomélas*. Cet habile homme a rendu de grands fervices par les obfervations exactes qu'il a faites fur le fyftême abforbant. Ses découvertes font importantes.

idée, il est facile de comprendre pourquoi l'ulcération fait des progrès si rapides, & quelle est la cause du départ des parties molles mortifiées, & celle de l'exfoliation des os cariés.

Cette idée de l'ulcération nous conduit à examiner » d'où vient la matière purulente qui s'épanche des ulcères ? » On a dit que les ulcères étoient des égoûts (1) faits pour jeter au dehors les humeurs peccantes, ou la fonte du tissu cellulaire (2) & des muscles. On a même avancé qu'il y a du pus dans le sang, & qu'il s'écoule par ces issues. Cette dernière idée n'a pas la moindre vraisemblance. Comme il n'est pas possible de la prouver, il faut donc la ranger parmi les hypothèses. Quant à la fonte des substances mentionnées, j'aurai occasion de faire quelques réflexions en traitant ce sujet.

----

(1) Comme l'avance le Dran.

(1) Voyez Fizes *de la suppuration.* Hippocr. Aph. s. 6, 20, *de morb.* l. 2 ; & Cullen.

» L'opinion la plus probable qu'on
» ait eue fur la formation du pus, dit
» M. Bell (1), eft celle des Auteurs
» qui ont avancé que le pus eft toujours
» produit par un certain degré de fer-
» mentation dans la partie féreufe du
» fang, lorfque ce ferum s'eft *fécerné*
» dans les cavités des ulcères & des
» abcès. » Quoique cette opinion puiffe
être appuyée des plus grandes autorités (1), elle n'eft pas exempte de difficultés. Les épanchemens féreux d'une
furface qui n'eft pas enflammée, refteront pendant des mois entiers fans

---

(1) Théorie & traitement des ulcères, &c.

(1) Voyez Pringle, *Appendix*, p. 72. Le
Dr. Fordyce dit auffi : fi l'activité du fang,
augmentée dans une partie enflammée, dilate
les vaiffeaux exhalans, au point qu'ils répandent
un ferum pur, le ferum peut, par fa réfidence,
fubir un changement particulier, contenant en
foi-même un principe glutineux qui devient
alors un fluide doux, blanc, opaque, modérément vifqueux, que l'on nomme pus.

aucun changement & fans prendre la moindre apparence de pus (1). Il femble, au contraire, qu'il faut plus ou moins d'inflammation pour produire du pus (2). On doit auffi obferver que la nature de l'écoulement dépend beaucoup de l'état plus ou moins fain de la plaie. On pourroit fuppofer avec affez de probabilité, que le pus eft une fécrétion *fui generis*, qui vient de la rupture des vaiffeaux d'une cavité (3), ou d'une

---

(1) Comme on le voit dans l'eau, dans l'hydrocéphale interne, l'afcite, l'hydrocèle, &c. laquelle eau eft en général fufceptible de coagulation.

(2) Lorfqu'il fe jette une certaine quantité de fluide dans une cavité ; fi l'inflammation continue, il fermente & fe convertit en pus.

(3) Il n'eft pas befoin qu'une partie ait précifément ce que nous appelons une ftructure glandulaire, afin de fécerner des fluides, pour des vues particulières. La membrane muqueufe qui a fes cavités expofées au contact de l'air externe, fécerne un fluide appelé mucus, pour l'entretien de ces parties, &c. Ce mucus,

furface ulcérée en conféquence de certain degré d'inflammation , & qui a

---

dans l'état de fanté , reffemble beaucoup au
blanc d'œuf : il eft inodore , doux, infipide , &
ainfi ce n'eft guère qu'un mucilage & de l'eau ;
mais le *ferum* contient beaucoup de fels neutres : ainfi le mucus ne peut être un ferum pouffé
au dehors. S'il n'étoit qu'un ferum , plus il
prendroit de confiftance , plus il deviendroit
irritant : or, on obferve le contraire ; mais on
voit manifeftement les effets des fels neutres
dans les épanchemens du ferum, occafionnés
par une affection malade, telles que la gonorrhée,
un catarrhe , &c. Or , ces maladies ne peuvent augmenter la quantité des matières falines ;
conféquemment c'eft dans l'action différente des
vaiffeaux , qu'on doit chercher la caufe de cette
acrimonie. L'action confufe & irrégulière de
ces vaiffeaux , aiguillonnés par un ftimulus interne ou externe , peut auffi nous fournir des
lumières pour rechercher la caufe des diverfes
apparences & qualités du pus , & d'où vient la
différence des fécrétions malades qui fe font à
une furface enflammée, & prennent une apparence purulente. Quant à la dernière diftinction,
il eft très-important pour les phyfiologiftes, de

originairement les qualités les plus loua-
bles & les plus falutaires.

Je ne prétends pas donner à entendre
par-là que le pus foit fécerné fous la
forme avec laquelle il fe préfente : mais
il eft probable que lorfqu'il couvre la
furface d'une plaie avec l'apparence
d'un fluide vifqueux & collant, la différence qui le diftingue du pus blanc,
vient de la quantité feule de la férofité
fuperflue. S'il refte quelque temps fur la
partie, le fluide le plus délié eft abforbé
ou s'évapore, & le refte devient opaque & d'une confiftance plus épaiffe.

En effet, qu'on examine les plaies
qui répandent la plus grande quantité
de pus louable, on verra que, pendant
quelques heures après qu'elles ont été
panfées, elles ne préfentent rien de fem-

---

confidérer jufqu'à quel point la fimple inflammation d'une furface peut n'être pas capable de
produire un vrai pus, & s'il n'eft pas effentiel
pour cette fécrétion particulière, qu'il y ait éro-
fion de la partie & déperdition de fubftance.

blable à du pus, mais une fanie délayée de mauvaife mine, répandue à la furface de la plaie (1).

Enfin, la formation d'un véritable pus & la fermentation putride des fubftances animales, n'ont aucune analogie. Le pus eft abfolument inodore en lui-même, au lieu que cette fermentation exhale un alkali volatil. On ne voit pas non plus qu'il y ait aucune proportion, ni pour la qualité ni pour la quantité, entre le pus qui s'épanche d'une plaie,

---

(1) J'oferai donc affurer que M. Freke s'eft trompé lorfqu'il a préfumé que le pus eft formé par la defpumation, & par l'agitation de la férofité du fang. Selon lui, le ferum fe préfentant à l'extrémité obftruée des vaiffeaux divifés ou rompus, ces vaiffeaux font l'office d'une éponge, s'oppofent au libre paffage des globules d'air contenues dans le fang : alors le ferum fouetté par cette réfiftance réciproque devient fpumeux, comme l'eau & le favon qu'on bat enfemble. Il préfente quelques expériences pour prouver cette conjecture ; mais il s'eft fait illufion. *Voyez* fon Art de guérir.

& le degré fuppofé de fermentation requife. En faifant attention aux différens afpects d'un ulcère, lorfqu'il produit du pus (1), une matière ichoreufe ou fanieufe, foit qu'on raifonne par analogie ou d'après les apparences manifeftes, on eft forcé de convenir que l'idée qui a été prife de l'action réfultante de l'état fain ou malade des vaiffeaux, comme la caufe la plus probable de cette différence, n'eft point du tout une conjecture déraifonnable.

Mais je me crois obligé d'examiner plus particulièrement l'opinion de ceux qui regardent le véritable pus, comme l'effet de la fonte du tiffu cellulaire & des chairs. On a prétendu autorifer ce fentiment affez général, en difant qu'il y a toujours une déperdition confidérable de fubftance à la partie où il fe fait

***

(1) Combien n'eft il pas fouvent en notre pouvoir de changer l'apparence & la quantité de la matière qui s'épanche d'une plaie, tant avec des médicamens internes qu'avec des topiques ?

un amas de pus ; & l'on a indiqué, pour le prouver, la cavité d'où la matière s'eſt épanchée lorſque l'abcès a été ou-vert ou lorſqu'il a crevé. Le tiſſu cellu-laire & la membrane adipeuſe y avoient, dit-on, diſparu, tandis qu'il y en avoit une grande partie qui ſembloit n'être que condenſée (1).

Pour nous fixer plus ſcrupuleuſement ſur cette théorie, voyons ce qui ſe paſſe dans les cas où le fait doit être le moins équivoque ; comme dans ceux de grands apoſtêmes, tels que l'abcès du pſoas. On a ſouvent vu, dans ce cas-ci, un demi-ſetier de pus, & plus, s'épancher dès qu'on eut ouvert les tégumens. Or, y avoit-il alors une deſtruction des muſ-cles, des vaiſſeaux, du tiſſu cellulaire, adipeux, proportionnée à la quantité du pus, ou à l'étendue de la cavité ? On a

---

(1) La peau eſt quelquefois même d'une con-ſiſtance aſſez dure dans certains ulcères. Voyez Camper, p. 349 ; & Hippocr. *de ulceribus.* *

remarqué , en effet, que les muſcles étoient ſéparés les uns des autres, que le tiſſu cellulaire étoit déchiré , emporté par le propre poids du fluide ; quelquefois les muſcles ſe ſont trouvés diviſés longitudinalement. Mais l'idée d'une maſſe ſi conſidérable de ſubſtance perdue (1) ou fondue & réſolue en pus, eſt beaucoup moins probable que tout ce qu'on a avancé ſur la formation du pus, ou ſur l'abſorbtion des parties dans l'intérieur du ſyſtême général.

Ce qu'on a dit dans cette dernière opinion, n'étoit que pour rendre compte de la déperdition viſible de ſubſtance qui a quelquefois lieu dans les cas d'ulcération. Mais la première opinion ſuppoſe gratuitement une deſtruction qui n'eſt pas ſi manifeſte ; & cela pour rendre raiſon de cette ſuppuration exceſ-

―――――――――

(1) On a même prétendu ſoutenir cette opinion par quelques expériences nouvelles faites ſur les animaux vivans.

five, dont cependant elle ne donne rien moins que la caufe.

J'obferverai encore que dans les grands amas de pus, non-feulement il fe fait un épanchement confidérable de matière dès que l'abcès eft ouvert, mais cet écoulement devient même quelquefois exceffif pendant plufieurs jours ou plufieurs mois; & enfin, le malade périt totalement épuifé. Cependant à l'ouverture du corps, les mufcles voifins ou fubjacens, n'y ont paru que peu offenfés ; la membrane adipeufe ne paroiffoit prefque pas plus altérée à cet endroit-là que dans tout le refte du corps où l'on remarquoit une émaciation exceffive, & dont toute la graiffe avoit été fuppofée abforbée.

Enfin, je dis, pour réfumer, que dans le cas où un ulcère s'étend fubitement, l'écoulement ne paroît pas proportionné à la grande déperdition de fubftance; & que, dans le cas dont je viens de parler ci-deffus, la perte de fubftance n'eſt pas proportionnée à l'épanchement exceſſif.

D'autres ont encore dit qu'à la vérité les parties ſolides ne ſe fondoient pas en aſſez grande quantité pour fournir toute la matière purulente qui s'écoule, mais pour donner au moins au pus la viſcoſité qu'on y remarque ; & qu'ainſi les ſolides entroient en partie dans la formation du pus (1).

Outre ce que j'ai déja dit ci-devant contre cette aſſertion, j'obſerverai que toutes les fois que la graiſſe & le craſſa-mentum du ſang ſe mêlent avec le pus, ou que la partie eſt dans un état de relâchement & de ſuppuration, le pus n'eſt jamais louable, mais *tenu, décolore* & fétide. Mais quand la ſurface d'un ulcère eſt ferme, vermeille, & qu'il n'y a aucune apparence de diſſolution à la partie affectée (pour ſuivre le langage ordinaire) alors le pus eſt épais, loua-

____

(1) Boerhaave & Pott, &c.

ble. C'eſt dans ce cas ſeul qu'il paroît *blanc*, *liſſe* & *égal*. Album, læve & æquale.

Mais, s'il eſt vrai que la fonte des parties organiſées ne fournit pas une grande quantité de l'écoulement purulent, il eſt également certain qu'elle ne peut y contribuer que pour une très-petite portion. C'eſt ce qui ſe voit manifeſtement par ce qui a été dit plus haut de l'état des parties dans ceux qui ſont morts d'atrophie, à la ſuite d'abcès conſidérables & incurables. D'un autre côté, ſi la fonte des ſolides contribue ſi peu au pus, ſi le pus n'en prend abſolument pas ſa forme, il faut donc, me dira-t-on, revenir encore au même point de la difficulté ? & l'on me demandera encore comment le pus ſe forme-t-il ? J'ai eſſayé, je penſe, de répondre à la queſtion; & je me flatte d'avoir donné contre ce qu'on avoit avancé des raiſons auſſi ſatisfaiſantes que toutes celles qu'on avoit produites à ce ſujet.

Quant aux ulcères devenus chroniques, foit à l'une, foit à l'autre partie du corps, les Praticiens propofent différentes manières d'en établir le traitement. On n'a pas cru pouvoir en entreprendre la cure fans y fubftituer un autre égoût dans une partie convenable. Cette manière de penfer eft fondée en partie fur la théorie, en partie fur l'obfervation. Si l'on regarde les anciens ulcères, comme des égoûts ou des iffues propres à charier au dehors les humeurs viciées (1), on pourroit peut-être préfumer qu'en évacuant une grande quantité d'humeurs, on éviteroit le danger de leur rétention, & la furcharge qu'éprouveroit tout le

------

(1) A mefure qu'on travaille à guérir l'ulcère, il faut avoir foin d'ouvrir un cautère à la partie qu'on jugera la plus convenable pour donner aux mauvaifes humeurs un épanchoir à la place de celui qu'on va boucher. — *Traité des ulc.* &c. — Mais conférez M. Camper, p. 399, & diftinguez les cas. *

fyftême par la (1) pléthore, &c. Mais cette idée ne nous fuggère pas en même temps l'expédient le plus fûr pour effectuer l'heureux changement qu'on peut fe promettre. Il eft même un affez grand nombre de faits pour prouver combien il y a de danger à deffécher de très-anciens ulcères ou des égoûts pratiqués depuis long-temps (2). Ces faits font certains; mais l'explication qu'on en a donnée eft-elle bien vraie (3)?

Nous favons qu'en plufieurs cas, des

---

(1) Voyez Bell.

(2) Le Dran, *Obfervat.* Sharp, *Introduct.*

(3) *Ulcera diuturna & inveterata non fine periculo curantur, nifi corpus diligenter purgetur, & victûs ratio bona obfervetur. Cujus rei exemplum habet Gal. Fabricius de quodam viro, qui cùm ulcus inveteratum in crure finiftro ab Empirico ἀμεθόδως curatum fuiffet, poft menfes aliquot in finiftro latere pleuritide correptus atque indè mortuus eft; & morbo durante talia expuit, qualia antea ex ulcere effluere folebant.* Sennert., lib. 5, Prognoft.

ulcères très-fufpects de leur nature ont été defféchés fans danger, ou plutôt avec un avantage confidérable, tandis qu'il eft quelquefois réfulté des accidens funeftes d'ulcères récens, guéris avec toute la prudence imaginable dans des conftitutions très-bonnes en apparence. Or, attribuera-t-on ces effets à la cure même ? Dira-t-on *poft hoc, ergo propter hoc ?* La prudence ne le permet fûrement pas. Il eft conftant que la fuppreffion d'un écoulement abondant & de longue durée peut tirer à conféquence : mais fi l'on excepte quelques cas particuliers, il eft plus que probable que les effets des ulcères fur la conftitution du corps, ne doivent pas être attribués à la quantité, & encore moins à la qualité de la matière qui s'épanche. Ces effets dépendent plus certainement de l'état & de l'action des vaiffeaux de la partie ; au moins quand il n'y a pas de virus particulier.

Il n'y a pas d'opinion plus générale

que celle qui fuppofe des humeurs dans
le fang (1) : mais auffi n'y a-t-il peut-être
pas d'opinion moins réellement fondée.
La férofité du fang peut différer en confiftance, & contenir plus ou moins de
particules falines : les globules rouges y
feront plus ou moins abondans : la lymphe coagulable différera auffi dans fes

---

(1) L'Auteur parle peut-être ici trop généralement, en combattant avec raifon une doc-
trine trop générale. Combien n'eft-il pas d'ulcères fubits & mortels , dont on ignore encore
la nature , & conféquemment la caufe? Les attribuera-t-on au vice du fang ou à celui de la
limphe? Ne feroit-il pas poffible qu'on eût ou
tort ou raifon dans les deux cas ? Mais un vice
délétère *fui generis* n'en feroit-il pas la caufe?
Savons-nous jufqu'à quel point nos fluides peuvent s'altérer, fe décompofer , fe dénaturer?
Contentons-nous donc d'obferver & d'avouer
l'infuffifance de l'art dans des cas dont nous
ignorons abfolument la nature. En vain cher-
chons-nous la raifon des chofes , dit M. Camper;
elle n'eft pas fatisfaifante , p. 399. Conférez
ibid. p. 361 , 369. *

proportions relatives avec la partie aqueufe du fang. Or, fi nous pouffons plus loin cette analyfe, qu'allons-nous trouver, que des hypothèfes pour bafe ?

Nous n'avons pas non plus de raifons pour nous décider à guérir un ulcère, en confidérant la quantité feule. Les effets des ulcères fur la conftitution, ont-ils la moindre proportion avec la quantité de matière qu'ils rendent ? Ne voyons-nous pas au contraire que le caractère des ulcères & leur fiège en déterminent fouvént le danger, ou les fuites fâcheufes ? & combien de fois ne feroit-on pas trompé fi l'on établiffoit le pronoftic relatif à leur terminaifon par l'étendue de leur furface, ou par la quantité des fluides qui s'en épanchent. Un petit ulcère , fans aucune carie aux os, conduit à la confomption , tandis que l'amputation de tout le membre où il a fon fiège, procurera le rétabliffement de la fanté , & confervera enfin la vie du malade.

Les fâcheux effets que les ulcères produifent fur la conftitution femblent réfulter de l'irritation & de l'état tonique plus confidérable qu'elle occafionne dans tout le fyftême. Si l'écoulement eft abondant, l'épuifement en eft la conféquence : mais un fimple épuifement n'eft pas la caufe prochaine d'une fièvre hectique, ni de fymptômes d'irritation (1). L'état forcé où le fyftême eft toujours tenu par le ftimulus continuel d'un ulcère ; les efforts inutiles que fait la nature,

––––––––––

(1) Les plaies des tendons, des ligamens, des cartilages, & des cavités des articulations, font plus fujettes à être accompagnées de fymptômes d'irritation, que l'inflammation des autres parties. Ces fymptômes font un grand abattement des forces, une anxiété, une refpiration fréquente, un pouls petit & rapide, une tendance au délire, des affections fpafmodiques aux mufcles. Ces fymptômes n'indiquent pas une maladie de tout le fyftême ; mais ils dépendent de la préfence d'une caufe irritante. Dès que la caufe ceffe, les effets difparoiffent auffi.

pour

pour dompter une maladie qui l'épuise, rendent suffisamment raison des fâcheux symptômes qui accompagnent quelquefois les ulcères (1).

Quoique les stimulans deviennent nuisibles à la santé de quelques individus, en certaines circonstances, l'expérience nous montre aussi qu'en plusieurs cas ce font d'excellens moyens curatifs. On connoît les effets que produisent les véficatoires & les cauftiques appliqués près du fiège des maladies. Je ne fuppoferai cependant pas qu'il y ait une vertu fpécifique dans les cantharides, ni qu'elles faffent évacuer les humeurs viciées. Il eft même quelquefois plus avantageux de fupprimer un écoulement abondant produit par un véficatoire, & d'en établir un autre, que de le laiffer conti-

______

(1) *Natura enim femper follicita eft in confervatione individui fui , morbifque fefe opponit ; fed prout valida aut imbecillis fuerit, aut victrix evadit aut fuccumbit.* Hildan. Obferv. Chir. 77.

nuer en l'entretenant par de doux digeftifs : c'eſt un fait aſſez généralement
reconnu. Si donc on admet les bons
effets des véſicatoires en conféquence
de ces principes, pourquoi rejeter le
même raiſonnement à l'égard des ulcères , qu'on peut aſſurément regarder
comme des véſicatoires ou des égoûts
continuels?

Après avoir préſenté ces idées concernant les effets généraux des ulcères,
je dois demander à préſent s'il eſt toujours utile de tenter la guériſon d'un
ulcère? S'il étoit poſſible de répondre
d'une manière générale & directe, on
pourroit prendre l'affirmative : mais s'il
ſe préſente quelque cas où, après tout,
on puiſſe préſumer qu'il y ait moins de
riſque à le laiſſer ſubſiſter qu'à tenter de
le guérir, on peut au moins entreprendre d'en diminuer la ſurface lorſqu'elle
eſt conſidérable. Si l'ulcère, quoique
petit, a ſon ſiège dans une partie où il
cauſe de la gêne, on pourra pratiquer,

en plufieurs, une autre iffue (1) pour
fuppléer à l'écoulement; & il en réful-
tera, plus fouvent qu'on ne le penfe, un
effet auffi avantageux. Mais en général,
foit qu'on regarde l'effet d'un ulcère
comme un égoût ou comme un ftimulant
qui aiguillonne tout le fyftême, je ne
vois pas ce qui pourroit empêcher d'en
tenter la guérifon complète.

Les obfervations que je viens de préfenter font naturelles & fondées fur des
faits; & j'ofe préfumer qu'on peut en
déduire les conféquences que j'ai eues
pour but. J'en ai fait plufieurs dans le
cours de ma pratique, & je n'en ai bien

---

(1) Dans tous les cas il convient de purger
une ou deux fois par femaine, fi le malade peut
le fupporter, & de pratiquer une iffue, lorfque
la plaie eft prefque guérie. Sharp, *Introd.* p. 40.
Le Dran, Bell. Ce dernier préfente quelques
obfervations tendantes à prouver que l'écoulement qui fe fait par une iffue commune, eft
ordinairement plus grand qu'on ne le penfe
généralement.

ſenti la force que lorſque l'expérience m'eût obligé d'y apporter une ſérieuſe attention, & m'eût, pour ainſi dire, contraint de faire les réflexions nécef-faires pour leur ſervir de baſe. Mais, j'oſe avancer que le ſuccès avoit pré-cédé tous mes raiſonnemens; & ſi je me ſuis trompé dans ma théorie, les faits n'en ſont pas moins les mêmes. Chacun eſt libre de les préſenter ſous un jour plus avantageux. Je penſe qu'il eſt beau-coup plus ſûr d'imaginer une théorie ſpécieuſe pour venir à l'appui de l'expé-rience, que de fonder la pratique ſur des raiſonnemens métaphyſiques, quel-que ingénieux qu'ils paroiſſent. Si j'ai donné dans l'erreur, c'eſt du moins avec ſûreté ; & je ſoumets très-volontiers mes principes & ma pratique au jugement de ceux qui ſont faits pour voir, & non pour regarder ſimplement

TRAITÉ

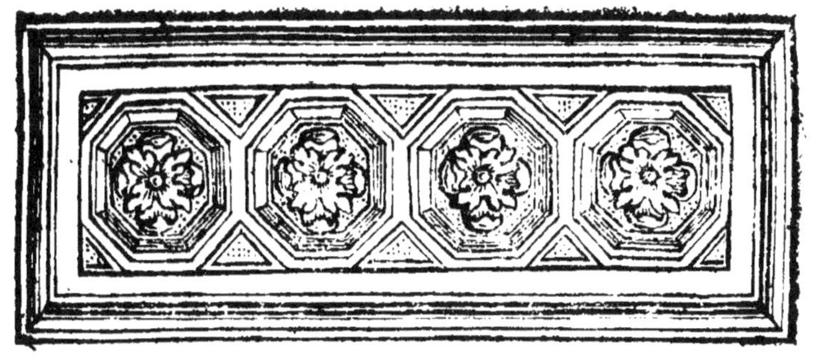

TRAITÉ

SUR

LES ULCÈRES

DES JAMBES.

CHAPITRE PREMIER.

On doit fe propofer fur-tout deux chofes dans le traitement des ulcères des jambes : 1°. de les amener à un état fupportable & le moins gênant qu'il eft poffible, lorfqu'on ne peut entreprendre de les guérir complettement (1). 2°. D'établir un traitement bien raifonné,

(1) Voyez Elfe à la fin de cet Ouvrage. *

A

& qui n'expofe le malade à aucun autre inconvénient , s'ils ne font pas incurables.

Je n'examinerai pas ici , fi les cas d'ulcères incurables font fréquens, au moins quand il n'y a pas de léfion aux vifcères : mais quelque nombreux qu'ils puiffent être, les règles de l'art font , je penfe, fuffifantes pour tout ce qu'on a lieu de s'en promettre. J'ajouterai même que pour ce qu'on appelle *première intention* , rien ne fera plus avantageux que le bandage dont je parlerai à la fin de cet ouvrage , en rapportant quelques-uns des cas où l'on a jugé que le mal étoit incurable, ou qu'il devoit être long-temps maintenu dans fon état.

Jetons d'abord un coup-d'œil rapide fur les méthodes curatives les plus ufitées , & voyons quel avantage les Chirurgiens ont eu de différens médicamens internes dont ils efpéroient beaucoup. J'aurois ici nombre d'affertions à combattre , nombre d'hypothèfes à réfuter , fi je voulois m'arrêter à tous les moyens curatifs qui ont été en vogue , & préconifés avec enthoufiafme (1). Je ne parlerai qu'en paffant de ceux qui n'ont pas été généralement adoptés, & je bornerai mes obfervations à ceux fur tout qui ont été le plus accrédités parmi des Chirurgiens célèbres. Ce font ces gens de l'art que je prie de lire mon ouvrage avec la candeur qui m'a guidé , lorfque j'ai cru devoir penfer autrement qu'eux. Je reconnois volontiers la fupériorité de leurs talens, & toute l'étendue de leur expérience. Quoique dans toutes les

---

(1) Le fanatifme , cet enfant monftrueux de l'erreur & de la fuperftition , a influé fur les théories de tous les arts & de tous les fiècles : de-là cet empire du préjugé , auquel il eft fi important d'oppofer une faine raifon , dans des fpéculations fur-tout qui intéreffent autant l'humanité que celles de la Médecine & de la Chirurgie. Conférez ces réflexions de M. Champeaux, p. 4, avec celles de l'Auteur : rien de plus fenfé que ce que dit auffi M. Camper , p. 221. *

autres parties de la Chirurgie, je me faſſe un honneur de dire au lecteur,

I præ , ſequar, ſi non paſſibus æquis,

j'ai aſſez de confiance dans mon tra-vail, pour dire que je préſente quelques vues neuves, & certain degré de per-fection ultérieure dans le traitement des ulcères des jambes.

Parmi les remèdes internes, le *ſo-lanum*, le *nitre*, la *ciguë* ont reçu les plus grands éloges de quelques Praticiens. Quant à la ciguë, qu'on a miſe en uſage en nombre de cas , on ſait qu'elle n'a pas eu les ſuccès qu'on s'en étoit promis, même dans les circonſtances pour leſ-quelles on l'avoit d'abord tant recom-mandée (1). Elle fait cependant aujour-d'hui un des articles de la matière mé-dicale. Malgré cela , elle eſt devenue en d'autres circonſtances, un remède des plus efficaces dans des mains habiles &

----

(1) Voyez Camper, p. 385.

prudentes. Les D^rs. Warren & Fother-
gill l'ont employée avec avantage pour
faire ceffer, même très-promptement,
des affections anomales (1), qui avoient
réfifté à tous les moyens curatifs imagi-
nables : néanmoins qu'on fe garde bien
de croire que la ciguë foit un fpécifique
pour les ulcères des jambes. Elle a été
employée comme anodin dans quelques-
uns des cas dont il fera fait mention ci-
après : mais en général elle a peu contribué à la cure d'ulcères quelconques.

Il y a du temps qu'on a rejeté le *folanum*, comme un remède qui ne méritoit aucune confiance, & je n'en aurois
pas fait mention fans les merveilles qu'on
en a racontées. Ne le rejetons cependant
pas fans réferve : j'ai été témoin de quel-

---

(2) J'en ai vu les heureux effets fur moi-
même, dans une affection très-douloureufe de
la face, & dont je fuis redevable d'être guéri à
M. Warren. C'eft auffi à cet habile homme, que
j'ai dû plus d'une fois la vie de mon époufe.

A iij

ques-uns de ses bons effets, lorsque j'étois Chirurgien à l'hôpital de S. George: mais il est trop actif; les effets en sont trop incertains pour s'en servir généralement. Jamais on n'a pu établir de règles par lesquelles on pût juger de ses avantages, si ce n'est peut-être dans les cas accompagnés de grandes douleurs; mais alors il est beaucoup moins sûr que l'opium, & bien inférieur en vertu à la ciguë. Quoi qu'il en soit, on peut l'administrer pendant quelques jours seulement, avec assez de sûreté; & il fait prendre une couleur vermeille à une plaie de mauvaise mine.

Il y a quelques années qu'on a recommandé le nitre dans la cure des ulcères (1). Toujours attentif à mettre en usage ce qui pouvoit promettre quelque soulagement dans ces affections; je me décidai à l'employer. D'après plusieurs

---

(1) Le D^r. Rowley, *sur les ulcères aux jambes.*

eſſais, je proteſte qu'il ne peut être utile que lorſqu'il s'agit du traitement adouciſſant : alors on le joindra au repos, aux évacuans, vu la vertu qu'il a de diminuer la ſenſibilité des nerfs de l'eſtomac en particulier, & en général de tout le ſyſtême. De ce calme, il réſulte auſſi plus de lenteur dans la circulation des fluides. On a néanmoins obſervé que les ulcères guéris par ce traitement, étoient ſujets aux récidives.

J'ai auſſi remarqué que les ulcères d'une grande dimenſion reparoiſſoient, lorſque j'en faiſois continuer l'uſage, & je les ai guéris par une autre méthode, ſans aucun danger de récidive. On peut encore faire une autre objeċtion contre l'uſage long-temps continué de ce médicament, c'eſt qu'il produit des dérangemens manifeſtes dans certaines conſtitutions.

Le nitre a réellement une puiſſante vertu diurétique : mais ſes bons effets paſſagers doivent moins être, ſelon moi,

attribués à cette vertu , qu'à celle qu'il
a de calmer (1) lorsqu'on le prend à larges
doses. On peut , malgré cela, l'adminiftrer en moindre quantité dans les cas
où les moyens curatifs mentionnés ci-
deffus font d'ufage , comme dans une
difpofition inflammatoire générale , ou
quand le membre feul eft très-enflammé.
C'eft alors un excellent remède, &
qu'on emploiera avantageufement avec
de doux purgatifs , mais pendant un
temps affez limité.

Avant de m'étendre davantage fur
l'emploi des remèdes internes , je crois
devoir rappeler ici certains traitemens ,
dont je n'aurois cependant pas fait men-

---

(1) Le calme que le nitre procure, eft la
conféquence de la diffolution confidérable qu'il
produit dans le fang On voit, d'après ce principe , les effets qui en réfulteroient , fi l'on en
continuoit long-temps l'ufage à certaine dofe.
La théorie de l'Auteur eft ici très-fage ; mais perfonne n'a mieux vu le nitre en praticien que
Cartheufer. *

tion, fans les grands fuccès qu'on leur a attribués.

On a donc fait ufage des frictions. Ce moyen, tout empirique qu'il paroît au premier abord, a probablement produit quelques bons effets; il eft même analogue à mon plan, en ce que c'eft un ftimulant qui fupplée à l'inconvénient réfultant de la lenteur de la circulation aux extrémités. Les frictions procurent certain dégagement (1), ouvrent les extrémités vafculaires qui aboutiffent à la peau, &c. : mais ce moyen curatif eft, m'a-t-on dit, fi douloureux, & fent fi fort le bas-peuple, que je ne crois pas qu'aucun Chirurgien l'adopte.

Il eft auffi des gens à Londres qui guériffent les ulcères des jambes, fans obliger le malade à aucun repos, fans régime particulier, & même fans bandage ferré, quoique d'autres y aient re-

______

(1) *Defrictio poteft folvere, ligare, incarnare, miniuere,* &c. Hipocr. *Offic. Medic.*

cours avec le même traitement. Un de
ces Opérateurs fait un très-grand usage
de précipité rouge, &, comme il paroît,
avec de très-bons succès : mais les ulcères se rouvrent, si l'on omet les bandages (1). J'ai eu occasion de traiter plusieurs de ces ulcères récidives, qui se
font parfaitement guéris par mes soins.

D'autres ont imaginé de faire baigner
la jambe dans des liqueurs astringentes,
ou d'y appliquer des linges trempés dans
ces mêmes liqueurs, ou de les laver
seulement avec. Cette pratique, res-
treinte à ses justes bornes, ou accompagnée d'autres accessoires, me paroît
mériter plus d'attention que tout autre
topique : il en résultera peut-être de
grands inconvéniens entre les mains d'un
empirique étourdi. Quoi qu'il en soit,

----

(1) Je citerai une fois pour toutes, ce que
M. Camper dit de l'utilité du bandage compressif
dans les vues de notre Auteur. Voyez pages
207, 301, 325, 343, 351. *

çette méthode, autant que j'ai pu m'en inftruire, ne fera d'aucune utilité fans l'emploi des bandages & fans le repos.

On a encore fuivi d'autres méthodes en différentes parties de nos royaumes : elles ont eu des fuccès ; mais les Auteurs ont pris tant de foin pour les dérober à la connoiffance du Public, que les avantages en font néceffairement très-bornés. La plus remarquable qui foit venue à ma connoiffance, eft celle d'une perfonne qui n'eft pas de l'art. Il y a lieu de préfumer qu'on lui auroit des obligations, fi elle fe déterminoit à la publier.

Mais revenons aux remèdes internes. Je ne m'arrêterai qu'à ceux qui ont eu le plus de vogue parmi les Praticiens éclairés. Le premier eft le *mercure*. On peut fans doute l'employer en nombre de cas (1) avec beaucoup d'avantage, comme un puiffant *apéritif*, & en même

____

(1) Voyez Falck *fur le mercure.*

A vj

temps comme *stimulant*. Néanmoins le cas devient bien différent, si on en continue l'usage jusqu'à ce qu'il fasse saliver (1).

Je conviens que le mercure produisant différentes sécrétions, & débarrassant ainsi le corps d'une grande quantité d'humeurs, peut emporter une partie de ce qui nuiroit à la constitution, & sur-tout en garantir les plaies, de manière que le Chirurgien n'en éprouve plus aucun obstacle : mais je sais aussi très-pertinemment que sa plus grande vertu est de modérer la force vitale pour le moment. A cet égard, il rentre donc dans les vues *du repos*, de la diète & des purgatifs, comme je le montrerai pus au long dans la suite de cet ouvrage.

Nos Praticiens éclairés, & en même temps candides, ne pourront nier que de tous les sujets qui reviennent si fréquemment aux hôpitaux pour des ulcères.

---

(1) Voyez Sharp , *Chirurgie.*

récidives aux jambes, ce font fur-tout ceux qui ont été traités avec le mercure à leur première guérifon. Il n'eſt même pas probable que des gens forts & laborieux, foumis à un traitement ſi affoibliſſant, puiſſent reſter long-temps dans ce même état, lorſqu'ils retournent à leurs exercices accoutumés , & à leur première manière de vivre.

Le mercure doux (1) pris intérieurement à petite doſe, comme altérant , pouſſe moins puiſſamment les fécrétions; mais c'eſt toujours de la même manière qu'il opère. Comme on le joint ordinairement avec les purgatifs, il doit auſſi produire les mêmes effets (2) que les médicamens de cette claſſe. Il peut cependant avoir un autre avantage, en ce qu'il agit comme ſtimulant ; quoique, dans ces vues, on doive préférer le fublimé qui

(1) Ou *Calomelas.*

(2) Quoique l'Auteur tienne ici à l'opinion générale , je la crois très-mal fondée.

n'eſt pas ſi déterminément purgatif,& qui devient ſouvent très-utile (1) dans le traitement des ulcères, ſur-tout des ſujets qui ont eu des maux vénériens.

On emploie auſſi le quinquina dans le traitement des ulcères des jambes, & généralement de tous les autres. C'eſt ſans contredit un très-bon médicament. En général il agit comme tonique, & comme tel, il produit ſouvent de merveilleux effets. Il eſt également employé par les Chirurgiens & les Médecins : mais il faut obſerver ici que c'eſt un moyen curatif dont on doit faire un long uſage, au moins dans les vues pour leſquelles on le preſcrit quelquefois. Il n'eſt réellement utile que quand la Na-

____

(1) Utile-tant que l'Auteur voudra, je prie le lecteur de ſe rappeler ce que j'ai dit de ce redoutable médicament à la fin du diſcours que j'ai joint au Traité de l'expérience de M. Zimmermann. L'Auteur ſemble cependant ne pas trop approuver ce corroſif pris intérieurement ; vers la fin du chap. IV.

ture est languissante, & qu'il est besoin
d'en ranimer & soutenir les forces, afin
d'amener un ulcère à un état avantageux.
En général, on peut alors le quitter
comme tout autre moyen curatif qu'on
auroit employé dans le dessein d'accélérer une cure.

Il y a lieu de douter qu'il agisse comme
astringent dans ces cas-ci ; mais s'il opé-
roit comme tel, il seroit alors très-souvent nuisible (1) ; car c'est une règle
générale, & qui n'admet même que très-
peu d'exceptions , » qu'on doit laisser
» aller les écoulemens des ulcères, aussi
» long temps qu'ils font disposés à cou-
» ler ; & l'écoulement ne doit diminuer
» qu'à proportion que la plaie diminue
» en dimensions : « mais j'en dirai davan-

____

(1) Quoi qu'en dise l'Auteur, une légère
astringence ne pourroit être nuisible dans ces
cas-ci. En effet , ce n'est que par cette vertu ,
qu'un remède devient tonique & antiseptique.
Du reste, voyez M. Camper , p. 379 , 337 ,
335, 249. *

tage ailleurs sur ce sujet, en parlant d'autres remèdes internes qui sont d'un assez fréquent usage.

Après ce que je viens de dire, je ne m'étendrai pas beaucoup sur les purgatifs. D'abord, je pense qu'on a très-bien fait de renoncer à une pratique aussi générale qu'ancienne (1) : je parle ici avec

______

(1) Hippocrate semble la rappeler dans le Traité *des humeurs*. Voyez aussi Turner, Sharp, Heister, sur les ulcères des jambes. Ce dernier conseille plus particulièrement de vider les humeurs sales par les purgatifs, oubliant que par ce moyen on éconduit aussi bien les bonnes que les mauvaises. = Je pourrois ajouter à ceci, ce que dit le savant Espagnol Feijoo, sur l'abus des purgatifs ; mais un habile Praticien sera plutôt cru. Voici donc ce que dit M. Camper sur cet abus, p. 399. » Aujourd'hui tout le monde sait que le purgatif le plus doux est un poison, qui, par l'irritation qu'il cause sur la tunique des intestins, y excite une sécrétion abondante de toutes les liqueurs du canal intestinal. Ainsi les purgatifs n'emportent pas seulement les humeurs nuisibles, mais celles qui sont de la meil-

la même franchise qui me guidera toutes
les fois que je penserai autrement que
les gens de l'art, euffent-ils plus de pratique & plus d'expérience que moi :
Amicus Plato, amicus Socrates ; fed ma-
gis amica veritas. Ce feroit une erreur
coupable, que de céder à une autorité
deftituée de juftes raifons. Il ne faut s'arrêter qu'à des faits pofitifs, ou au moins
les plus probables qu'il foit poffible. J'ai
fuivi la pratique des gens les plus habiles,
tant ici qu'à Paris ; j'ai tâché d'en profiter ; mais j'ai connu par une expérience
réfléchie, qu'en général on s'étoit abufé
fur l'article dont il s'agit ici.

Perfonne n'ignore combien les ulcères
des jambes font fujets aux récidives. On
s'imagine guérir ces plaies, en forçant
la Nature à en deffécher la furface. Dans

---

leure qualité & de la plus grande utilité. « En
général les purgatifs diminuent toujours *vim*
vitæ ou la force vitale, fi effentielle dans la cure
des ulcères. *

ces vues, on emploie les purgatifs, les
épulotiques ; on ordonne la diète, le
repos, &c. Mais ne vaut-il pas mieux
folliciter la Nature à charier au dehors,
par ces égoûts, ce qui peut l'offenser ;
& diminuer peu à peu l'écoulement, à
proportion que la surface se carnifie, diminue en dimensions, & se remplit d'une
chair saine & vermeille ? Ce doit être là
l'ouvrage de la Nature ; il n'y a qu'elle
qui guérisse les maladies (1) : l'art ne
doit que l'aider en soutenant ses efforts,
& en ôtant les obstacles qui s'opposent
à ses opérations. Mais j'anticipe sur ce
que je dirai dans la suite de cet Ouvrage.

Je me contente donc de dire ici, que,
quelque avantage qu'on espère des purgatifs pour la guérison des ulcères, le

______

(1) Hippocrat. Epid. 6, §. 6. » Ce n'est pas
le médicament qui guérit, mais la Nature qui
se suffit à elle-même ; elle ne réclame le secours
de l'art, que pour détruire les obstacles qui s'opposent à ses opérations. « *Champeaux*, p. 63.

fréquent ufage de ces médicamens ne les difpofe pas à perfévérer dans l'état de guérifon. Je foutiens même qu'en les continuant long-temps , ils deviennent inutiles , ou plutôt nuifibles à la cure même , comme tout autre moyen d'abattre les forces , & par-là d'altérer la fanté.

Un autre moyen curatif des plus en vogue parmi les praticiens anciens & modernes , eft ce qu'on a bien voulu appeler *altérant* (1). Je n'examinerai pas ici quelles vertus particulières peuvent

------

(1) Je fuis entièrement ici du fentiment de l'Auteur. Toute dénomination doit être prife d'un caractère particulier : or , il n'y a aucun médicament à qui le nom d'*altérant* convienne dans la force du terme. Pour favoir précifément quelle fubftance agit avec efficacité , il auroit fallu l'employer feule dans tous les cas ; mais , comme on ne les prefcrit jamais feules , on ne fait à laquelle on doit en particulier attribuer les effets qu'on en obtient. Voyez *Champeaux* , p. 17. *

avoir des drogues à qui l'on a donné une dénomination auſſi précaire. Il me ſera au moins permis de dire que nombre de drogues ont été fort préconiſées ſous l'un ou l'autre nom, ſans avoir trop mérité ces éloges. Ni Médecin, ni Chirurgien expérimentés ne diſconviendront qu'il n'y ait des ſubſtances capables d'aider les opérations de la Nature, ou cette *vis medicatrix*, par des effets preſque inſenſibles, & d'occaſionner ainſi un changement ſalutaire dans le ſyſtême ; mais il en eſt très-peu qui agiſſent comme ſpécifiques dans telle maladie, ou qui opèrent dans la maſſe du ſang le changement ou l'altération proprement dite, qu'on regarde comme l'effet d'une vertu particulière.

Sans doute il eſt des cas & des conſtitutions pour leſquelles on doit employer des médicamens, afin de ſoutenir, d'aider la Nature ; mais ſi l'on excepte les affections contagieuſes, il eſt plus que probable qu'il n'en eſt aucune où ces ſubſtances ſoient préciſément des *altérans* plus propres à la guérison des ulcères dont il s'agit ici, qu'à celle de toute autre plaie. Le but essentiel est de rétablir la santé du malade, & d'employer, selon les circonstances, les médicamens convenables. Quant à moi, j'ai été assez heureux jusqu'ici, pour ne pas avoir eu besoin de ces prétendus *altérans* particuliers, & mes malades se font fort peu inquiétés de leur emploi.

Disons quelques mots sur la diète à laquelle on doit mettre les malades. Je ferai encore ici d'un sentiment opposé à l'opinion générale, & je crois avoir de bonnes raisons pour le proposer ici; quelque singulier qu'il paroisse, l'importance du sujet ne me permet pas de me taire. La diète ne doit pas être trop mince (1). On peut accorder en général autant d'alimens que dans l'état de bonne

____

(1) *Modicus cibus & aqua omnibus ulceribus conducunt.* Hippocr. *de ulceribus.* Voyez Heister, Turner & autres Ecrivains modernes à ce sujet.

santé, loin de prescrire un régime si sévère; ou l'on tiendra un juste milieu selon les circonstances : mais en général il faut avoir beaucoup d'attention à la coutume, à la nature des alimens que prenoit le sujet dans l'état de santé ; car l'habitude est, comme on sait, une seconde nature. Ce précepte est une maxime générale (1) qu'on ne doit pas perdre de vue. Je montrerai ailleurs les avantages qui résultent de ce régime : je ne m'arrête ici qu'à ce qui ne convient pas aux cas dont il s'agit.

Une diète sévère affoiblit nécessairement la constitution ; jointe au repos & aux purgatifs, elle doit entretenir la difficulté que ces ulcères ont toujours à

---

(1) Ce précepte de l'Auteur est celui d'Hipp. *Aphorism.* f. 1, 17. Les mœurs, la manière de vivre du sujet que l'on aura à guérir, feront, pour le Praticien, un objet d'étude important à approfondir, s'il veut tirer d'une méthode générale, pour traiter chaque espèce de maladie, tout l'avantage qu'il doit desirer. *Chameaux*, p. 143.

tendre à la guérifon. En ralentiffant la circulation, elle s'oppofe à la formation d'un pus louable, fi néceffaire pour net-toyer & remplir tout ancien ulcère. D'ailleurs l'expérience prouve que ces ulcères, traités avec un pareil régime; ne reftent pas long-temps dans l'état de guérifon auquel on les avoit amenés. Lorfque ces fujets font guéris, fur-tout les pauvres, & qu'ils retournent à leur première manière de vivre, la cicatrice encore tendre, ne peut réfifter à la nou-velle impulfion des fluides qui heurtent bientôt avec plus de vigueur. On voit aifément, fans que je m'y arrête, quelles en doivent être les conféquences.

En effet, on peut appliquer particu-lièrement à ces ulcères, une maxime qui convient à nombre de circonftances re-latives de l'art : *omnis fubita immutatio periculofa :* tout changement (1) fubit eft

---

(1) *Neque ex multâ fame nimia fatietas ; neque ex nimiâ fatietate fames idonea eft. Item neque ex*

dangereux. Enfin , si l'on se propose une guérison parfaite & durable , il faut, en traitant les ulcères des extrémités , s'écarter, le moins qu'il est possible , des choses *non naturelles*, comme parlent les gens de l'art ; & c'est à quoi peu de Praticiens ont fait une sérieuse attention.

Les anciens & les modernes ont toujours regardé comme une condition (1) *sine quâ non* ou absolue , le repos, la position horizontale du membre affecté. Quelque hardie que paroisse mon entreprise , je dis avec confiance que mon but est de proposer une méthode cura-

---

nimio labore subitum otium , neque ex nimio otio subitus labor sinè gravi noxâ est. Celse , l. 1 , c. 3. Ce précepte est calqué sur celui d'Hippocrate , *Aphorism.* s. 2 , 51.

(1) *Stare autem ulceri minimè conducit , præsertim si quis in crure ulcus habeat ; immò neque sedere , neque ambulare. Verum otium & quies maximè conferunt.* Hippocr. *de ulceribus.* Voyez aussi le Traité des ulcères & des tumeurs , Paris 1759. Turner, Sharp.

tive

tive toute oppofée, plus fûre, & dont les conféquences foient permanentes. On fuppofera fans doute avec moi, que des circonftances particulières n'exigent pas abfolument cette réfidence : telles font la fièvre, l'inflammation locale à certain degré, &c. circonftances qui rendent le repos indifpenfable. Je me borne à l'idée feule du repos, en tant qu'indifpenfable, felon la commune opinion, pour faciliter ou achever la guérifon : or, il eft très certain que les nombreufes récidives d'ulcères aux jambes, font, en grande partie, dues à la pofition horizontale (1) dans laquelle on les a guéris.

Après avoir confidéré la plupart des médicamens internes les plus ufités, la

(1) Sharp regardoit même cette pofition comme fi néceffaire, qu'il avance que fans cela le plus habile Chirurgien ne réuffira pas. *Chirurg.* p. 38, *introduct.* Turner qui permettoit de ne pas refter au lit, vouloit cependant que la jambe fût pofée de niveau avec le corps, fur une chaife, ou tout autre fiège commode.

B

pofition des parties affectées, & le régime des malades, je ferai quelques obfervations fur l'ufage des topiques,
comme étant plus particulièrement du
reffort de la Chirurgie.

Le premier objet qui me femble mériter attention, eft le long ufage des fomentations & des cataplafmes. Quoique
ces topiques fortifient & raniment la chaleur pour l'inftant, ils relâchent trop les
orifices des vaiffeaux, détruifent le ton
des fibres mufculaires, amolliffent la
peau (1) de tout le membre, & deviennent ainfi la caufe primordiale des récidives. D'ailleurs leur ufage oblige le
malade, non-feulement à refter en repos, mais encore à garder le lit (2) ; ou
fi le malade ne fe conduit pas ainfi, il
n'eft pas poffible d'attendre de grands
avantages : je dirai même qu'un cataplafme peut, en fe refroidiffant, faire

____

(1) Bell, part. 2, §. 2.
(2) *Idem.*

plus de mal que de bien. Ce que je dis ici ne doit s'entendre que du long ufage qu'on en feroit : on eft même quelque-fois obligé d'y avoir recours, quoique affez rarement, en commençant la cure. Je marquerai ci-après en quelles cir-conftances il faut les employer.

Je n'entrerai pas dans de longs détails fur les différens appareils dont on a jugé à propos de fe fervir. Il me fuffira de re-marquer ici que les topiques gras (1) fans l'addition de quelque fubftance chaude & ftimulante, font également peu pro-pres aux ulcères des jambes, quoiqu'on puiffe les employer pour les ulcères fim-ples des autres parties. Je conviens qu'en y joignant du repos & des épulotiques, on parvient quelquefois à carnifier la fur-face, mais fans guérir le fond de la plaie.

Telles font les principales objeftions

---

(1) Tel eft auffi le fentiment de tous les gens éclairés. Voyez t. 12, *Prix Acad. Chir.* Camper & Champeaux. *

que j'avois à faire contre la pratique
ordinaire. Fondé fur une heureufe expérience, je vais donc propofer une méthode plus fûre, moins défagréable, &
dont les fuites font plus durables que
celles de tous les traitemens qu'on a pratiqués jufqu'ici. En effet, mes fuccès ont
été plus grands que je ne l'avois d'abord
efpéré. La fimplicité de ma méthode curative la rendroit même recommandable,
ne produisît-elle pas d'effets plus avantageux que les autres. Epargner des douleurs au malade, ne pas l'aftreindre au
repos, ni à prendre des médicamens internes, qui, en général, ne leur plaifent
guère, c'eft affurément un objet digne
de la plus grande attention ; de forte que
je n'ai befoin de rien ajouter, fi ma
méthode eft raifonnée, & ma marche
auffi fûre que facile & réfléchie

CHAPITRE II.

ON doit se proposer deux choses dans le traitement des ulcères, quels que soient les moyens qu'on emploie pour parvenir au but ; 1°. d'amener la plaie à un état avantageux, relativement à son aspect, à son écoulement, & aux sensations du malade ; 2°. d'en dessécher la surface, de manière que la Nature le ferme avec une cicatrice.

En conséquence, dans la cure d'un ulcère profond, il faut que le fond forme des grains charnus de bon caractère, qui s'élèvent peu à peu, & parviennent au niveau de la peau ambiante, à moins que la plaie n'ait été accompagnée d'une grande déperdition de substance, ou de la carie de l'os ; mais l'incarnation de ces ulcères-ci se fait comme celle des précédens, ou avec le temps, ou peu après que la plaie a commencé à paroître saine. Enfin, l'on doit se proposer de faire fermer l'ulcère, de manière que le malade ne foit jamais expofé à aucune récidive, ni à aucun autre inconvénient.

Pour remplir ces différentes intentions, il eft befoin de fe fixer fur un grand principe général, qui mène également à l'un & l'autre but. J'en parlerai fans déterminer aucun des rapports particuliers qu'il peut avoir avec les indications que je marque, & fans abufer du loifir de mes lecteurs, en affectant cet ordre fyftématique qui fent trop le ton du jour, & qu'on a fi juftement rejeté.

On doit fuppofer ici qu'un ulcère n'eft pas accompagné d'une inflammation locale, de douleur extraordinaire, & qu'il n'y a pas de difpofition fébrile dans le fujet. La première intention eft donc de procurer & d'entretenir un grand écoulement, abftraction faite d'abord du temps qu'il pourra continuer, & des effets qui en réfulteront. L'écoulement ne durera guère que tant que l'ulcère fera fordide. Quant aux effets, c'eft l'objet principal fur lequel il faut enfuite fe fixer ; l'écoulement ne pouvant que nettoyer la furface , dégager les vaiffeaux de la partie , donner une bonne mine à la plaie : ainfi il ne peut en réfulter aucune mauvaife conféquence (1).

---

(1) Freke nous préfente des idées bien conformes à ces réflexions. » J'aurois tort, dit-il, de ne pas obferver ici que quand ces terribles ulcères fcorbutiques font traités felon cette méthode (avec des cataplafmes fuppuratifs) , on voit la couleur pâle & livide des malades s'éclaircir de jour en jour , à mefure que la matière s'épanche de l'ulcère ; & ils prennent enfin un air de vraie fanté : or , ceci s'effectuant fans l'ufage des médicamens internes , je pofe pour principe , que , dans tous les cas , il vaut mieux que la matière s'épanche au dehors par la plaie à laquelle la Nature la conduit , que de la retenir dans le fang par des faignées , des purgations ou d'autres évacuations : or, ces derniers procédés ocafionnent fouvent le tranfport de la matière fur les poumons ou autres parties nobles. On fait combien il eft dangereux que les matières quelconques rentrent du dehors au dedans. « *Art de guérir.*

B iv

D'un autre côté, dans le cas où le sujet éprouve long-temps une grande douleur, de sorte qu'elle soit suivie d'inflammation, un grand écoulement, procuré par les moyens qui seront indiqués plus bas, fait ordinairement (1) cesser ces symptômes inquiétans & douloureux. Si la douleur augmentoit pour deux ou trois jours, elle ne sera pas si constante qu'auparavant ; & rarement elle se fait ressentir après ce période, à moins qu'on ne soit obligé de recourir à quelques topiques plus actifs : encore ces topiques calmeroient-ils le malade après une heure de douleur qui se feroit fait sentir par intervalle.

____

(1) L'expérience prouve qu'on peut appliquer aux ulcères des jambes, ce que dit Hippocrate des plaies récentes: » *At verò recentia ulcera omnia, tum ipsa, tum circumsitæ partes minimè inflammationem incurrunt, si quis quàm citissimè suppuret, & pus ab osculo ulceris non interceptum supprimatur.* « *De ulcerib.* Voyez aussi Wiseman, l. 2, c. 4, observ. 1.

S l'on me difoit que les fomentations & les cataplafmes font des moyens propres à ôter l'inflammation & la douleur, je répondrois qu'il eft nombre de cas où la douleur caufée par de petits ulcères a même réfifté à l'application de ces topiques, & pendant long-temps ; au lieu que j'ai vu la douleur céder en peu de jours, dans des cas femblables, au traitement que j'indiquerai.

L'écoulement peut être pouffé par deux chofes fur-tout ; 1°. par l'ufage de très-puiffans digeftifs ou fuppuratifs ; 2°. par le même degré de travail modéré, auquel le malade avoit été accoutumé auparavant : or, pour obvier aux inconvéniens de ce travail, on emploiera un bandage bien ferré. L'utilité de ce bandage (1) ne fe fera pas aifément fentir à ceux qui n'en ont pas vu l'expérience, ou qui, ne s'y fiant pas affez, n'y ont

---

(1) Il fera indiqué plus bas.

pas eu recours dans les occafions convenables (1).

On peut divifer le traitement des ulcères en quatre articles principaux ; 1°.
les topiques ; 2°. le bandage ; 3°. l'exercice ; 4°. le régime & les médicamens.
Il n'eft guère poffible de rien déterminer
de bien précis , quant au premier article (2). Je dirai feulement en général,
que les topiques font les digeftifs , les
déterfifs , les efcarotiques , & certaines
efpèces d'aftringens.

On ne fauroit appliquer de digeftifs
trop actifs, pourvu qu'ils ne caufent pas
à la partie cette efpèce d'irritation qui
puiffe produire de l'inflammation dans
le voifinage. On ne doit pas non plus en
avoir trop de crainte ; car il eft à remarquer que les topiques irritans appliqués
à ces ulcères , les enflamment à peine ,

____

(1) Voyez *Penfées fur l'amputation* , par le
fieur Kirkland.

(2) Conférez t. 12 , *Prix Acad. Chir.* M.
Champeaux , p. 20 & fuiv. *

fur-tout si l'on y joint un libre exercice;
ce qui paroîtroit d'abord incroyable.
Comme ils follicitent l'écoulement de
l'ulcère, ils s'oppofent proportionnément
à l'inflammation. Je ne puis m'empêcher
d'obferver que les Chirurgiens feront furpris des effets que ces topiques produiront, & du temps qu'on peut les continuer, fans qu'ils caufent de douleur bien
fenfible, après les deux ou trois premiers
jours.

Quant à la forme de ces digeftifs, il
me feroit inutile de m'y arrêter. On les
trouvera (1) dans les Pharmacopées
de Londres, ou d'Edimbourg. Quelques-uns des plus actifs produiront en
peu de jours une très-belle furface fur
une ancienne & fordide dont étoit cou-

---

(1) Nos Chirurgiens les verront dans le
Difpenfaire de M. Lewis, qui eft traduit en
françois. Ces Pharmacopées étant fujettes au
même inconvénient que les autres, il faut toujours avoir préfent l'avis de M. Champeaux,
prix Acad. Chir. t. 12, p. 12, 13.

vert un ulcère très-douloureux. Si l'on y joint l'exercice, un bon régime, un bandage convenable, on ne tardera pas à obtenir une guérison aussi prompte que durable en nombre de cas, sans employer d'autres moyens curatifs, quand bien même le malade auroit eu des ulcères aux jambes pendant plusieurs années, & n'auroit pas été un mois sans éprouver des récidives, en suivant les méthodes ordinaires.

Avant de passer aux cas particuliers, il n'est pas inutile de faire voir quelques-uns des avantages qui résultent de ce plan d'opérations. Je dois en même temps prévenir les objections que quelques Praticiens renommés pourroient faire contre un usage aussi libre de ces remèdes, vu que j'en promets des effets capables de contrarier nombre d'autres moyens dont la pratique coutumière a consacré l'autorité.

Je ne prévois pas ce qu'on objecteroi de bien direct contre ce qu'on appelle

onguens *digeſtifs* & *ſuppuratifs puiſſans.*
Ceux dans leſquels il entre des gommes
fort chaudes, des baumes, des huiles,
ſont d'un uſage ordinaire parmi les Chirurgiens : or, ſi j'ai avancé qu'on ne ſauroit les rendre trop actifs, dans les vues
de ſolliciter la ſuppuration, ni les continuer plus de temps qu'on ne fait communément, c'eſt à cauſe de l'état d'inertie
des parties malades, & de la lente circulation du ſang qu'on y obſerve. D'ailleurs j'ai auſſi enviſagé la diſpoſition que
ces ulcères ont à récidiver, s'ils ſont
guéris trop précipitamment : c'eſt donc
pour prévenir cet inconvénient, que j'ai
conſeillé d'entretenir l'écoulement auſſi
long-temps que la Nature y eſt diſpoſée ;
bien loin d'avoir recours trop précipitamment aux *deſſicatifs* ou aux *cicatriſans,*
pour accélérer la cure. On ne ſera donc
pas expoſé à cette conduite légère, en
ſuivant ma méthode, au moins en nombre
de cas.

Mais paſſons à des topiques plus ſuſceptibles de difficultés, tels que font les *ftimulans* & les *corrofifs*. On objecte d'abord, comme une difficulté principale, que ces topiques caufent de la douleur, tandis qu'il eft très-certain que fouvent ils la font ceffer (1). D'ailleurs il ne faut employer ces topiques que de temps en temps. Je certifie qu'appliqués même en grande quantité, ils ne cauferont pas tant de douleur qu'on le penfe, fi fur-tout on ne s'en fert qu'à certain état des ulcères, état où ils peuvent en foutenir l'impreffion; & fi d'ailleurs on les rend au moins fupportables par le moyen de l'exercice que j'ai déja fi fouvent recommandé.

J'ai toujours ouï dire aux malades qui en avoient fait le plus grand ufage, que la marche en adouciffoit l'impreffion, tandis qu'ils caufoient la plus grande

---

(1) Voyez Wifeman, fur les ulcères avec douleur, chap. 4, obferv. 2, liv. 2. — Conférez M. Camper, *Prix Acad. Chir.* p. 403.

douleur au lit, à quelque heure du jour qu'on les appliquât.

Je ne dois pas non plus omettre ici, qu'en rempliſſant un ulcère de précipité rouge (1), on ne cauſe guère plus de douleur qu'en le ſaupoudrant légèrement avec ce corroſif. En outre, il faut conſidérer que le malade a moins à ſouffrir d'un panſement que de pluſieurs : or, en rempliſſant ainſi l'ulcère, on évite de toucher ſouvent à la plaie.

On pourroit encore objeɢter le ſtimulus que l'application de pareils topiques occaſionnera, & conſéquemment le danger de l'inflammation ; qu'en outre, un

______

(1) Véſale employoit ce précipité dans le traitement des ulcères. La différence qu'il y a entre le traitement de l'Auteur, & ceux des Praticiens qui l'ont précédé, c'eſt qu'il recommande l'exercice de la marche, au lieu que les autres preſcrivoient le repos. Les cas que j'ai cités de M. Champeaux, p. 121 de ſon *Mém. Prix Acad. Chir.* t. 12, & de feu M. Elſe, juſtifient ſa théorie & ſa pratique. *

ulcère de mauvais caractère en deviendra alors plus opiniâtre, en rendant une
matière pénétrante, ichoreufe & beaucoup plus corrofive : cela eft vrai en certains cas ; mais en général les faits prou-
vent directement le contraire.

Les ulcères des jambes exigent d'être
ftimulés (1) ; & comme je l'ai dit, ils ne
tendent pas facilement à une diathèfe
inflammatoire. J'ai appliqué le précipité
rouge fur des ulcères extrêmement fenfibles & douloureux, d'où il ne couloit
qu'une matière ichoreufe très-délayée.
Cette matière avoit même donné lieu
à des boutons très-rouges qui couvroient
la peau ambiante, & à de petits ulcères,

---

(1) Wifeman obferve » que les topiques appliqués fur ces ulcères, doivent avoir certain
degré de chaleur ; & quelques objections qu'on
puiffe faire contre les topiques cauftiques, nous
avons toujours recours aux plus forts de ces
remèdes, quand les moins énergiques reftent
fans effets. «

après avoir été traités inutilement par la méthode calmante. Le précipité changea promptement & la couleur de la plaie, & le caractère de l'écoulement : la peau prit un teint plus agréable à l'œil ; les douleurs cessèrent, & les ulcères se carnifièrent presque totalement en peu de jours, lorsqu'ils n'étoient pas considérables.

Outre les objections prises de la douleur & des autres effets de ces stimulans actifs, on s'arrrêtera peut-être encore à la quantité qu'on en emploie, à la manière dont ils sont appliqués, & à l'intention même qu'on a en les mettant en usage. On alléguera que détruire de si larges surfaces avec si peu de délicatesse, & en y produisant même de profondes escarres, c'est se comporter comme un grossier Maréchal & non en Chirurgien. Je ne repondrai pas ici, en disant que les Chirurgiens ne sont guère plus délicats lorsqu'ils emploient si souvent le cautère actuel : mais, satisfait de ma méthode,

j'infisterai fur la néceffité de produire,
en nombre de cas, une nouvelle furface
à l'ulcère; fans quoi, dès que le malade
reprendra les exercices ordinaires & fa
manière de vivre, il éprouvera probablement des récidives, fi l'on a guéri fa
plaie en lui prefcrivant un régime févère & du repos.

Si les topiques mentionnés font avantageux en ce qu'ils augmentent l'irritation & la douleur dans l'ulcère, comme
je l'ai montré, nombre de faits viennent
auffi à l'appui de mes raifonnemens. L'expérience prouve qu'en plufieurs cas où
il y a même une efpèce d'inflammation,
ils produifent des effets bien plus prompts
que tout autre topique. Je citerai, par
exemple, les petits ulcères des gencives
& de l'intérieur de la bouche : ces affections, qui font regardées comme des
conféquences des vices de l'eftomac, fe
guériffent généralement en peu de jours
avec du borax, de l'alun calciné, ou
avec une lotion d'efprit de fel étendu.

On voit au contraire qu'ils ne cèdent que très-difficilement, ou le plus souvent point du tout, au lait chaud, ou à tout autre topique lénitif, quelque temps qu'on en continue l'uſage, & qu'on en réitère l'application. On ſait cependant combien ces topiques ſemblent être agréables à la ſurface délicate & ſenſible de ces petits ulcères, qui ſont même offenſés du ſeul contact de la langue.

Le vrai ſcorbut de la bouche ſoutient auſſi l'impreſſion (1) de l'eſprit de ſel pur, & guérit par l'application douloureuſe de ce topique, qu'on applique avec modération. On n'ignore pas non plus que quelques petits ulcères en d'autres parties du corps (même ceux (2) des paupières) d'où il ſort une matière âcre, & par conſéquent très-douloureuſe ; que ces ulcères, dis-je, très-difficiles à guérir

---

(1) Voyez Van-Swieten ſur Boerhaave, & Lind, *du ſcorbut.*

(2) Conférez M. Camper, *Prix Acad. Chir.* t. 12, p. 405.

avec des lénitifs, se dessèchent souvent
assez promptement par le seul contact
du caustique lunaire, dont une légère
application détruit la glande enflammée,
& fait cesser ainsi la source du mal. Il
en est de même des ulcères intérieurs
des lèvres : le caustique en fait cesser les
douleurs, & ils se trouvent guéris avant
même que l'escare tombe.

Quant à l'application des astringens,
dont j'ai parlé, j'aurai lieu de m'étendre
plus convenablement sur leurs propriétés.
Il me suffit à présent de remarquer que
ces astringens diffèrent de ceux qu'on
emploie ordinairement. Ils sont d'une
nature très-détersive, & ne laissent aucune sécheresse sur la peau. Ils ne sont
pas capables non plus d'arrêter les écoulemens : leur effet se borne plutôt à res-
serrer la surface de quelques ulcères particuliers : d'ailleurs, on ne s'en sert que
par intervalle, & il est rare qu'on soit
obligé d'en continuer l'usage.

Je passe actuellement au bandagé : c'est

une invention empirique , fi l'on veut ; mais je penfe qu'un homme , dont la bonne foi n'a jamais été fufpectée , & dont le bon fens eft généralement re- connu, peut affurer fans rifque que les faits doivent l'emporter fur tous les rai- fonnemens : or , tous les faits fe réuniffent pour prouver l'utilité d'un bandage ferré. Je l'ai appliqué à des fujets corpulens , vifs , indolens , jeunes & d'une difpofi- tion inflammatoire ; à des vieillards , à des gens pâles & leuco-phlegmatiques, & jamais je n'ai eu lieu de m'en repentir, lorfqu'on y a joint l'exercice : or , cha- cun peut s'affurer que l'exercice peut feul obvier aux inconvéniens que le bandage produiroit peut-être aux extrémités.

Je conviens que plufieurs malades fe font mal trouvés de bandes ou de *bas lacés* étroitement fur de grandes & de dures tumeurs de la jambe , accompa- gnées de varices; qu'il en eft alors réfulté des maux d'eftomac réitérés , à la fuite defquels il a fallu renoncer à cet appareil, quoique le membre s'en trouvât très-bien : mais on n'éprouve pas toujours de femblables inconvéniens dans ces cas-là. D'ailleurs, l'expérience m'a prouvé que cette objection fe réduifoit à rien, lorfqu'il y a un ulcère à la jambe : car l'écoulement une fois établi, prévient toutes les mauvaifes conféquences (1) qu'on auroit à redouter. En foutenant ainfi l'écoulement avec des digeftifs & de l'exercice, on le verra diminuer à proportion que l'ulcère aura moins de dimenfions. Or, il eft évident que je laiffe plutôt l'ulcère fe deffécher, que je ne le contrains à cet heureux effet.

Avant de parler de la nature, de la forme du bandage & de fes effets, je ne puis m'empêcher d'anticiper en quelque manière fur ce fujet, en produifant un cas particulier qui m'a paru digne de la plus grande attention. Je le préfente

____

(1) Voyez Wifeman, *Chirurgie*, l. 2, ch. 4, obferv. 1.

ici, malgré la loi que je m'étois faite de ne donner aucun détail fur l'un ou l'autre cas que j'avois eu lieu d'obferver. Mais celui-ci montrera, on ne peut mieux, la différence qui réfulte de la préfence d'un ulcère, lorfqu'on emploie le bandage, tant dans les cas de membres malades ou affectés de tumeurs dures & rénitentes, que pour guérir complètement les ulcères dans certaines conftitutions fufpectes ; ainfi je vais en détailler toutes les cir-conftances.

Une femme avoit eu une tumeur dure & douloureufe à la jambe, un fquirrhe (1) au fein. Après cela, elle fut attaquée d'un cancer à la bouche, dont elle mourut. Sa fille eut auffi un pareil mal à la jambe dès l'âge de huit ans. Aux premières apparences des règles, celle-ci éprouva plus de douleur à la jambe : le mal s'étendit ; de forte qu'elle ne tarda pas à garder le lit. On lui mit des cata-

---

(1) *A fcirrhus in the breaft*, dit l'Auteur.

plasmes ; elle fut purgée , saignée : l'inflammation cessa ; mais la tumeur & sa dureté persévérèrent dans le même état. Elle se banda la jambe , & porta ensuite un bas lacé : elle se sentit mieux pendant deux ou trois semaines ; mais les maux d'estomac qu'elle éprouva , l'obligèrent d'y renoncer. Peu de temps après, la douleur se fit ressentir à la jambe. Cependant elle fut quelques années sans y appercevoir d'inflammation. Après ce période, elle fut contrainte de rester en repos , & traitée comme la première fois , sans néanmoins que la tumeur & la dureté disparussent : elle ne fut même jamais long-temps libre de toute douleur , souffrant plus aux approches de ses règles , & moins lorsqu'elles cessoient.

Elle se maria à l'âge de vingt-deux ans ; bientôt elle fut grosse. Son estomac se dérangea beaucoup , & elle souffrit ainsi pendant plusieurs semaines. Pendant ce temps-là , sa jambe devint en meilleur état : la tumeur & la dureté

diminuèrent

diminuèrent, au point qu'elle pouvoit la
preffer de la main, comme elle n'avoit
jamais ofé le faire. Vers la fin du quatrième mois de fa groffeffe, fes maux
d'eftomac diminuèrent beaucoup; mais
auffitôt fa jambe devint douloureufe,
& en deux jours elle fe trouva très-dure,
très-groffe, & confidérablement enflammée. On apperçut qu'il fe formoit du
pus fous la peau.

Ce fut à ce période qu'on me confulta.
Cette femme me dit que fa profeffion ne
lui permettoit pas une vie fédentaire,
ni de tenir long-temps la jambe dans une
pofition horizontale.

En réfumant toutes les circonftances,
je crus d'abord devoir empêcher qu'il
ne s'établît un ulcère; mais, comme
elle ne pouvoit fouffrir de bandage fur
la partie malade, je craignis bientôt de
ne pouvoir m'oppofer à la fuppuration,
malgré tout le defir que j'en avois, vu
le mauvais état de tout le corps : car,
fans cette circonftance, je n'aurois pas

C

craint de traiter le mal comme tous les autres ulcères enflammés , en cas que la peau se fût décidément ouverte. Je fis donc tout ce que je pus, pour empêcher la peau de tendre davantage à s'ouvrir ; mais je devois peu me flatter d'y parvenir sans un repos absolu : je ne crois même pas que j'y fusse parvenu par ce moyen.

L'ulcère s'établit peu à peu ; il fut accompagné de douleurs si vives, que cette femme crioit des heures entières, sans pouvoir poser le pied à terre , quoique la plaie ne fût pansée qu'avec le cérat de saturne , ou de temps à autre avec différens cataplasmes. Elle tenoit même sa jambe aussi tranquille qu'il lui étoit possible.

Ne sachant donc mieux faire , je recourus à ma propre méthode , ayant connu par expérience, que les jambes enflées soutiennent très-souvent le bandage , lorsqu'il y a un ulcère ; ce qu'autrement il n'est pas possible de pratiquer.

Je pansai la plaie avec un puissant digestif ; je la bandai assez ferme, quoique
la jambe fût d'une grosseur dont je n'a-
vois pas encore vu d'exemple , malgré
le repos où cette femme étoit souvent
restée une grande partie de la journée.

L'ulcère étoit petit, sale, d'une forme
irrégulière, ne présentant aucune chair
rouge ; la peau étoit toute décolorée
dans la moitié du contour de la jambe,
& celle-ci étoit couverte de varices. Il
en couloit une matière ichoreuse , qui
rongeoit, détruisoit la peau par-tout où
elle s'épanchoit ; de sorte que l'étendue
de l'ulcère & la douleur augmentoient
de jour en jour.

Après l'avoir ainsi pansée, je lui permis, je l'obligeai même de marcher , &
elle se trouva mieux dès l'heure même
que le bandage fut mis. La jambe fut
moins douloureuse pendant toute la cure,
si l'on excepte quelques instans après
l'application de l'appareil. L'ulcère se
détergea ; l'écoulement devint considé-

C ij

rable pendant sept à huit jours ; après quoi l'état de la plaie s'améliora visiblement : il en coula un pus louable ; & dans la quinzaine, tout tendit à la guérison, & continua ainsi jusqu'à ce que la cure fût complète.

La malade souffroit beaucoup plus la nuit ; ce qu'elle avoit de commun avec tous ceux à qui l'on permet de marcher dans de semblables cas. De temps en temps elle étoit forcée de prendre un demi-grain, ou même un grain d'*extrait thébaïque*, & cela suffisoit pour calmer les souffrances : il sembloit aussi que l'ulcère s'en trouvât mieux. Non-seulement je lui permettois, je l'obligeois même de marcher & de sortir dans les accès des plus grandes douleurs. Elle revenoit toujours soulagée, quoiqu'elle allât plus loin qu'elle n'avoit fait depuis nombre d'années. Jamais l'exercice ne lui fit enfler la jambe ; au contraire, elle en devint sensiblement plus molle.

Dans ce cas-ci, comme en nombre

de différens autres, le précipité caufoit, il eft vrai, de grandes douleurs pour une heure ou deux ; mais cela étoit fuivi d'un calme général : la furface fordide de l'ulcère fe détergeoit ; l'écoulement paroiffoit louable : enfin l'ulcère parvint ainfi à l'état que j'avois defiré, & beaucoup plus promptement qu'il n'auroit fait par tout autre moyen.

A la première application que je fis du digeftif, l'ulcère rendit une fanie cauftique, qui rongeoit tout ce qu'elle rencontroit : la furface de la plaie étoit fi fenfible, que la malade ne pouvoit fouffrir que je la touchaffe d'une fonde armée, pour enlever les matières corrompues.

Elle ne fut que peu de femaines à fe rétablir, la dureté & l'enflure de la jambe diminuant à proportion que la fuppuration devenoit plus abondante. L'ulcère fe cicatrifa ; la jambe n'eut pas plus de volume que l'autre : elle eft reftée dans cet état, sans qu'il y ait aucun signe qui puisse préfager de récidive.

Il y a un an que cette femme est accouchée. Sa groffeffe ne mit aucun obftacle à la cure. D'autres circonftances femblables m'ont prouvé que la groffeffe ne nuifoit point à la guérifon des ulcères, quoique plufieurs écrivains aient affuré le contraire : » In prægnantibus ulcerum » curatio difficilis, propter retentionem » fuperfluitatum earum : proptereà quod » ipfarum menftrua retinentur. « *Avicenna*, de ulceribus, lib. 4.

Mais revenons au bandage : il faut qu'il foit de belle flanelle, auffi mince qu'une groffe toile : il réunit alors des avantages que n'a pas celle-ci. Outre qu'il eft plus mollet, il s'adapte mieux (1) fur le local, ne fait pas de faux plis, & il eft élaftique à certain degré ; il le fera encore plus, fi l'on coupe obliquement les bandes, & en les coufant bord à bord fans repli,

____

(1) Conférez Elfe.

après avoir ôté les lifières. Ce bandage cède à tous les mouvemens , prend la forme du membre ; & loin de s'oppofer à la marche , il l'aide , la foutient même. J'ai vu des fujets attaqués de pareils ulcères , & hors d'état de refter debout , éprouver un foulagement immédiat de ce bandage , & fe fentir affez forts pour marcher dès la première heure qu'ils l'avoient à la jambe.

Nombre de perfonnes que j'ai guéries, pourroient certifier ce fait. Au refte , l'expérience m'autorife à dire que les bandages dont on fe fert pour les jambes, feront bien plus avantageux en fubftituant la flanelle à la toile , de la manière dont je l'ai dit. Je ne parlerois pas avec cette confiance , je ne m'arrêterois pas non plus à ces menus détails , fi je n'avois pris toutes les précautions poffibles pour ne rien établir fur des hafards , & fi les améliorations que je propofe au public dans ces fortes de panfemens , n'etoient fondées fur des faits & des fuccès conftans. Voici en général à quoi peuvent se réduire les avantages (1) que l'expérience m'a fait appercevoir.

1°. Les parties mues sont tenues chaudement : elles ont constamment un point d'appui solide, qui en rend l'action plus générale & plus régulière. On peut même supposer que l'action porte en partie ses effets sur le bandage , & qu'elle est distribuée de manière à ne pas se porter entièrement sur la peau.

2°. Le sang & la lymphe doivent circuler avec plus d'uniformité.

3°. On empêche qu'il ne se forme un fungus considérable, ni de bords calleux.

4°. La peau ambiante est avancée sur

____

(1) L'avantage manifeste de la dernière amélioration (si je puis parler ainsi), dans les grandes opérations, & qui résulte du rapprochement des parties divisées qu'on met en contact ; cet avantage, dis je, bien considéré, fournit une preuve ultérieure de l'usage qu'on peut faire des bandages dans la cure des ulcères de la jambe. Voyez Allanson, *des amputations.*

la plaie, de manière que presque toutes les parties se trouvent en contact. Par ce moyen, il y a moins d'espace pour les amas de matières.

5°. La compression échauffe, soutient, fortifie, repousse les matières des parties tuméfiées adjacentes, & amène ainsi les principes salubres (1) de la constitution générale du corps vers le siège de l'ulcère.

6°. La compression dispose l'ulcère à guérir avec plus de douceur. Enfin, tous ces avantages, qui sont déja considérables, deviennent encore plus grands par le libre usage du membre.

Je me suis étendu sur ce point essentiel, parce qu'on l'a négligé comme une chose vulgaire, quoique les Chirurgiens en aient fait grand cas autrefois, & particulièrement Wiseman (2), à qui l'on doit l'invention du *bas lacé.*

____

(1) On sent ce que veut dire ici l'Auteur ; mais ses expressions ne sont pas des plus justes. *

(2) Wiseman, célèbre Praticien Anglois,

Les anciens se servoient de bandages plus mous que les nôtres, & probablement avec beaucoup d'avantage : mais ils n'en parlent que comme des moyens de fixer ou de rapprocher les parties, &

étoit Chirurgien de Charles II. C'est sans contredit un de ceux qui ont le mieux entendu le traitement des ulcères : mais il ne faut pas le croire aveuglément. Est-il croyable, par exemple, lorsqu'il dit avoir vu la Reine Elisabeth, quoique Protestante, guérir, par le seul toucher, près de cent personnes attaquées d'écrouelles, qu'aucun Chirurgien n'avoit pu guérir ? En vain a-t-il la précaution de dire que ce don du ciel n'a pas cessé dans les Rois d'Angleterre, quoique séparés de la Communion Romaine. On ne voit en cela qu'un vil adulateur, ou la plus sotte crédulité. Nos Rois s'inquiètent peu aujourd'hui de cette prérogative. Je crois avoir remarqué dans plusieurs Ouvrages de Chirurgiens Anglois, qu'il ne faut les croire qu'avec beaucoup de circonspection. L'Ouvrage précieux de Wiseman se trouve à peine aujourd'hui à Londres. On verra le précis de sa pratique dans M. Camper, p. 297. *

par là de faciliter la cicatrice d'un ulcère
après une suppuration convenable. Quelquefois aussi ils les employoient dans
l'intention de détourner les matières,
& de prévenir ainsi une fluxion sur la
partie : mais leurs bandages ne répon-
doient pas à leur but : ils ne les serroient
pas autant que Wiseman le recommande;
ils ne les adaptoient pas non plus particulièrement aux circonstances des maux
de jambes.

Je dirai aussi que Wiseman ne paroît
pas avoir bien vu tous les avantages
qu'il tiroit de son bas lacé, puisqu'il
pensoit que les cures des ulcères des
jambes, opérées par ce moyen, étoient
moins sûres que celles dans lesquelles
on s'en étoit passé. Voilà pourquoi il
recommande le repos & la position horizontale du membre avec le bandage
& le bas lacé, dans l'intention de prévenir ce qu'on appelle une descente
d'humeurs vers l'ulcere, & les affections
œdémateuses qui l'accompagnent sou-

vent. La pratique de Wiseman étoit sans
doute plus sûre que sa théorie. En effet ,
si le bandage n'avoit rempli que ce que
Wiseman se proposoit , il n'auroit pas eu
tant de succès.

Non-seulement le bandage s'oppose
aux affections œdémateuses , auxquelles
les extrémités inférieures sont si sujettes ;
il produit , entre autres , un effet avantageux qui résulte de la manière même
dont les profonds ulcères se remplissent.
Il empêche que les vaisseaux capillaires
ne se (1) prolongent çà & là dans la
plaie ; & il opère une diminution considérable aux parties contiguës de l'ulcère.
Quelques Chirurgiens (2) célèbres de

---

(1) La possibilité de nouveaux vaisseaux sanguins , & de leur prolongement dans une plaie ,
est prouvée par les vaisseaux & les nerfs qu'on
remarque dans les gros fungus qui s'élèvent du
centre de quelques ulcères de mauvais carac-
tères , & par ceux de diverses excroissances.

(2) Mém. Acad. Chirurg. vol. 4. —Conférez
Champeaux, *prix Acad. Chir.* t. 12 , p. 19.*

Paris, & nommément MM. Louis & Fabre, ont regardé cela comme un *affaissement* ou un dépérissement des vaisseaux mentionnés. Mais ce n'est pas là tout ce qui se passe alors, quoique ce soit sur-tout par ce moyen que la cicatrice des ulcères profonds se rapproche du niveau des parties ambiantes, lorsque ces ulcères sont parfaitement guéris. Ce doit être aussi le cas des ulcères nouvellement guéris ; & s'il n'en est pas ainsi, il est probable que la guérison ne sera pas solide & permanente, au moins en général.

Comme tout Praticien attentif peut s'assurer par lui-même de la vérité de ce que je viens de dire, je ne puis m'empêcher de marquer ici combien je suis surpris qu'on ne fasse pas un plus grand usage de bandes, ou qu'on ne les serre pas davantage dans les cas, non-seulement d'ulcères aux jambes, mais de toute autre partie du corps ; car il est certain qu'ils contribueroient beaucoup à la guérison.

Je ne connois qu'un seul cas (excepté les plaies ordinaires qu'on ouvre), où l'on ait mis ceci en pratique ; c'est celui des bubons vénériens, encore n'est ce pas généralement : mais M. Bromfield y a toujours eu recours pour ces ulcères de mauvais caractère, qu'on sait être très-difficiles à guérir, même après que le virus vénérien est détruit. Moyennant un bandage fort serré, il les a toujours guéris, même lorsqu'ils avoient résisté à différens traitemens & aux médicamens altérans. Je commençois à travailler lorsque j'en fus informé ; & je m'acquitte ici avec plaisir de la reconnoissance que je dois à cet égard, & à beaucoup d'autres, à cet homme célèbre, dont les services ont été si utiles au public.

J'ai encore beaucoup d'obligations à ce sujet, à l'habile Maître qui nous a donné sur les ulcères, un Traité (1) que

---

(1) Voyez Bell, part. 2, §. 2 ; & Clare, *sur les abcès.*

j'ai eu occafion de citer. Ce qu'il dit concernant la fûreté & les avantages des bandes, m'avoit déja convaincu depuis long-temps, lorfque je réfolus de pouffer hardiment l'expérience, jufqu'à ce que j'euffe des raifons capables de me faire changer d'avis. Or, on voit, je penfe, par ce que je publie, que je n'en ai pas changé.

Mais le bas lacé de Wifeman ne remplit pas, à beaucoup près, cette double intention ; & il le cède infiniment au bandage de flanelle, qui s'applique avec plus de douceur, & qui fait une compreffion plus unie, plus agréable à l'œil, & plus folide que toute autre invention (1). Par ce moyen, on retient la

____

(1) Wifeman préfère en toute circonftance le bas lacé au bandage, donnant pour raifon, que celui-ci fait une compreffion moins uniforme, & même froiffe les parties : cela peut être avec les bandes de toile ; mais le bas lacé ne peut jamais preffer d'une manière fi douce, fi uniforme, fi ferme que la bande de flanelle. Si,

crue des chairs dans de juftes bornes : or, on fait qu'il eft toujours avantageux qu'elles ne croiffent que par gradation, & non rapidement. C'eft pour n'avoir pas fait attention à cela, comme je le montrerai, que les ulcères des extrémités inférieures ne guériffent pas fi promptement que ceux des autres parties du corps.

Plus on doit attendre d'utilité du bandage, plus il faut apporter de foin en l'appliquant. D'ailleurs, chacun fait que les bandages font une partie affez effentielle de notre art. Quoiqu'il ne faille ni

---

malgré l'expérience que j'ai des grands avantages de celle-ci, un Chirurgien croyoit devoir, en certains cas très-fâcheux, affujettir le malade au repos, à la diète ; fi même il avoit encore quelque préjugé contre ce que j'avance dans cet Ouvrage, je me contenterai de lui recommander fortement l'ufage des bandes de flanelle, en lui affurant qu'il en verra des avantages plus grands qu'il n'auroit ofé s'en promettre, dans le traitement des ulcères des extrémités inférieures.

un grand jugement, ni beaucoup de mémoire pour favoir mettre une bande, on ne fauroit cependant trop recommander d'être attentif. La bande doit preffer également par-tout, autrement il fe fait des faux plis. Mais on les évitera avec un peu de foin; & en fuivant la direction convenable, quelque ferré que foit le bandage, la peau refte plus unie qu'avec une bande de toile, qui caufe toujours beaucoup de douleur quand le malade fe promène. Mais la chaleur que produit une bande de flanelle dans le membre malade, m'a également paru être d'un très-grand avantage (1).

Je viens de dire qu'il ne faut que de l'attention en appliquant le bandage; cependant j'ajouterai en faveur de certains Praticiens peu expérimentés, que c'eft par en bas qu'il faut commencer à rouler la bande autour de la jambe, en montant vers le haut, pour la fixer un peu au

______

(1) Voyez Bell, part. 2, §. 2.

deſſus de la plaie qu'on a particulièrement intention de comprimer. Si , au
contraire , on commençoit à ſerrer de
haut en bas , la matière qui cherche une
iſſue par l'ouverture de l'ulcère , étant
refoulée ou arrêtée par la preſſion , ſe
feroit une autre iſſue à l'un ou l'autre
endroit où elle éprouveroit moins de
réſiſtance ; & un ulcère ſimple deviendroit bientôt fiſtuleux.

Quant aux ulcères des jambes , cette
règle eſt encore ſuſceptible de plus d'étendue , particulièrement ſi l'on permet
l'exercice : la bande , que je ſuppoſe être
de trois doigts de large au moins , doit
ſe fixer d'abord au bas , auſſi loin qu'on
pourra de l'ulcère , & être conduite auſſi
haut qu'il ſera poſſible , au deſſus. C'eſt
donc à l'extrémité du pied qu'il faut
commencer à ſerrer , en croiſant un
tour ſur le coude pied. Après avoir fait
un ou deux tours à la cheville , on mon-
tera en ſpirale , ayant ſoin que les bords
de chaque tour ne ſoient pas plus éloignés

d'un pouce l'un de l'autre , jufqu'à ce qu'ils arrivent au gras de jambe. On ferre moins depuis ce point-ci , afin de laiffer plus de jeu à l'action des mufcles : les tours feront auffi un peu plus diftans l'un de l'autre, & on continuera ainfi jufqu'au genou. Il faut fe garder de les faire paffer au deffus du genou (1) pour plufieurs raifons, lorfque fur-tout on a recommandé l'exercice ; & je vois avec peine, que des gens (2) de la plus grande autorité aient penfé différemment.

Je ne fuis entré dans ces menus détails, que par rapport à l'importance du fujet ; & j'efpère qu'on voudra bien ne pas m'attribuer d'affectation dans mon procédé. Tout homme inftruit fent de quelle importance il eft que les bandages foient adaptés aux vues qu'on fe pro-

---

(1) Elfe le montoit au deffus du genou. Notre Auteur a raifon.*

(2) Voyez *Obfervat.* & *Recherch. Médic.* vol. 4.

pofe dans leur ufage, & quels inconvéniens il peut réfulter d'une trop grande
compreffion (1) faite au deffus ou au
deffous de la partie pour laquelle on la
feroit.

Si j'avois pu fuppofer que les principes de l'art fuffent également connus de
tous mes lecteurs, je n'aurois pas infifté
fur le foin qu'il faut avoir en appliquant
un bandage. Quoique ce foit une opération fort fimple, nous avons à Londres
& ailleurs, nombre de jeunes gens qui
commencent à travailler, fans être trop
inftruits, & à qui par conféquent on
peut donner un avis pour les empêcher
de faire des fautes.

Quant à l'exercice, on dira peut-être,
» qu'il eft nombre de cas où il peut
» produire ou augmenter la douleur,
» fans qu'il y ait même de fièvre ni
» d'inflammation locale, fur-tout quand

______

(1) Elfe confeilloit de ferrer jufques même
à engourdir un peu la jambe.

» on emploie des ſtimulans ; qu'ainſi il
» doit tendre naturellement à retarder
» la cure , ſi même il ne l'arrête pas en-
» tièrement , quoiqu'il ne ſoit ſuivi ni
» de douleur, ni d'inflammation , & cela,
» parce qu'il trouble la Nature, lorſ-
» qu'elle eſt occupée à produire ces grains
» charnus délicats , qu'on remarque au
» fond d'un ulcère qui tend à s'incarner ;
» enfin, que le mouvement ne permettant
» pas à la ſurface de ſe deſſécher, il ne
» peut non plus ſe former aucune ci-
» catrice. «

Ces réflexions peuvent être vraies en
partie , ſur-tout à l'égard des ulcères
des autres parties du corps ; mais on les
appliqueroit mal à ceux des jambes, pour
leſquels il eſt beſoin de ſtimulans particuliers , ſur-tout s'ils ſont anciens. Ces
derniers ne guériſſent certainement pas
ſi vîte que ceux des parties ſupérieures ,
de quelque manière qu'on les traite. Il
n'en eſt pas moins vrai que l'exercice

en accélère la cure en nombre de cas (1).

Eclaircissons le cas par une comparaison. On sait que dans l'opération du *bec-de-lièvre*, & en d'autres cas semblables où les parties sont réunies *par première intention*, il faut qu'elles soient mises en contact, & tenues en repos, autant qu'il est possible, pendant certain temps; autrement il est rare qu'elles se réunissent solidement. Je n'ai pas besoin de faire sentir la différence de ce cas : je ne le cite que pour montrer distinctement le point sur lequel roule la difficulté. Quoique les lèvres, dans ce cas là, ne se réunissent point, si on ne les tient pas en repos, il n'est pas moins vrai que l'une & l'autre se couvrent de peau séparément en peu de jours, & en ce sens, la plaie se trouve guérie; car il faudroit un mouvement considérable pour empê-

_____

(1) Rappelez ici ce que j'ai cité de MM. Champeaux & Else. *

cher cet effet : or , il en eſt de même relativement à la guériſon d'ulcères aux
jambes. Si le mouvement de la partie
affectée eſt capable de s'y oppoſer, (quand
elle eſt conſtamment bandée (1) d'une
manière convenable) ; ou , 1°. ce mouvement doit être porté à un degré capable d'empêcher non l'union , mais la
guériſon des bords ſaignans de la lèvre ;
or , aucun mouvement ne peut l'empêcher ; ou, 2°. cette guériſon ſera arrêtée , parce que l'exercice augmentera
l'écoulement purulent , au point que les

------

(1) Quoique les muſcles qui agiſſent, ne
puiſſent preſſer aſſez ſur la peau pour la forcer
conſidérablement , ils la tiraillent cependant
ou en haut ou en bas , au point de déranger l'incarnation d'une plaie qui commence à ſe guérir.
Or , on évitera cet inconvénient avec le bandage : les muſcles ne pourront non plus ſe gon-
fler trop fort ſous le bandage. Ce ſont là les
vues qu'on doit ſe propoſer dans l'uſage de ces
bandes , & l'expérience prouve qu'elles y ré-
pondent parfaitement.

extrémités vasculaires de la plaie ne pourront se disposer à aucun desséchement,
ni conséquemment permettre à la Nature
de former une cicatrice. Or, si l'on fonde
l'objection sur la quantité de l'écoulement
à l'égard des ulcères des jambes, on
prouve justement ma thèse : car on ne
peut que desirer ce grand écoulement,
puisqu'il est utile ; & que le plus grand
obstacle qu'on éprouve dans la cure des
ulcères, vient de ce qu'ils ne coulent
pas (1).

Quant à ceux des jambes, sur-tout
les plus douloureux, on remarque en
effet, ou qu'ils suppurent peu, ou qu'ils
ne rendent qu'une sanie ichoreuse, abondante & caustique, & qu'on ne peut les
amener à un meilleur état, qu'en rétablissant le ton des vaisseaux de la partie;

______

(1) L'ulcère sec, qui ne suppure pas, ne peut
se déterger : or, tout ulcére qui ne se déterge
pas, ne peut pas se guérir. Traité des *tum.* &
des *ulc.*

en

en détruifant les chairs flafques ou cal-
leufes de la furface , & en ouvrant ainfi
une voie convenable à la fécrétion d'un
pus louable ; ce qui fans doute eft le
meilleur procédé dont on puiffe faire
ufage.

Or , l'exercice y contribue , en ce
qu'il rend la circulation libre & vigou-
reufe : en conféquence les extrémités des
vaiffeaux fanguins, le fyftême des lym-
phatiques ne préfentant plus d'obftacles,
il en réfulte plus de force & de vigueur
dans le membre. Ainfi l'écoulement de
l'ulcère ne peut jamais tirer à aucune
mauvaife conféquence ; & l'exercice qui
le follicite , ne tiendra pas non plus les
voies ouvertes avec danger.

En effet , s'il n'y a pas de vice particulier dans la conftitution générale du fujet,
& que les circonftances de l'affection locale foient telles que je les ai préfentées,
l'écoulement diminuera en même proportion que l'ulcère , & la furface fe
defféchera toujours à temps cónvenable.

D

Je conviens que l'exercice de la partie affectée n'eſt pas néceſſaire pour la guériſon des ulcères aux parties ſupérieures : mais il en eſt bien autrement de ceux des parties inférieures , ſur-tout s'ils ſont vers leurs extrémités. Le mouvement y devient d'un avantage infiniment plus grand qu'on ne l'a penſé juſqu'ici , & je ſuis ſurpris qu'on n'ait pas apperçu cette différence eſſentielle , qui peut tant influer ſur les ſuccès de la pratique. La Nature , toujours attentive au bien du tout , & à ſuppléer à ce qui auroit pu devenir un défaut , a ſu prévenir, autant qu'il étoit en elle , l'inconvénient qui réſulteroit de la trop grande diſtance du cœur. Outre le travail que les extrémités inférieures ont de commun avec le reſte du corps , elles doivent encore le porter , le voiturer d'un endroit à l'autre.

Mais j'ai déja dit ce que je penſois à cet égard : qu'il me ſuffiſe de repréſenter combien il peut être préjudiciable à la ſanté d'une perſonne accoutumée au tra-

vail, d'être fixée dans une efpèce d'inertie, pendant un temps quelquefois affez
long, & même fouvent dans une pofition horizontale. Pourquoi donc, dans
les cas d'ulcères aux jambes, priver la
partie affectée, des reffources que la
Nature a deftinées à la rétablir & à maintenir la force & la vigueur (1) ? Cela
peut-il tendre en aucune manière à une
guérifon parfaite & conftante ? Si le contraire eft vrai, notre art eft effentiellement défectueux, ou c'eft nous qui man-
quons à l'art. N'eft-il donc pas plus pro-

---

(1) *Ufus corroborat, otium autem colliquat.*
Hippoc. *Offic. Medic.* Une obfervation conftante, & dont l'évidence faute aux yeux, c'eft
que le grand exercice des extrémités a une fin-
gulière influence fur l'état de ces parties. Je citerai pour exemple les bateliers & les porte-
faix. Les premiers ont ordinairement de longs
& gros bras, mais des jambes minces, tandis
que les autres ont de groffes jambes fortement
mufclées; & cela prefque fans exception, quand
du refte ces gens fe portent bien.

D ij

bable qu'on opérera une guérison complète avec un exercice capable de rendre
à la Nature l'énergie qu'elle a perdue, si
l'on peut en même temps prévenir le
mal passager qui en résulteroit?

Je conviendrai que l'exercice retardera à certain point la cure de quelques
grands ulcères des jambes, de la même
manière qu'il affecteroit les ulcères des
autres parties qui feroient beaucoup de
mouvement ; mais, en appliquant un
bandage convenable aux jambes, comme
je l'ai déja inculqué, le mouvement sera
toujours utile, loin de devenir désavan-
tageux en causant quelque fluxion d'humeurs nuisibles sur la partie : car je ne
vois que cet inconvénient à redouter pour
ces sortes de maux ; mais, avec le mouvement, on évite aussi les récidives (1);

____

(1) Un habile Chirurgien d'Hôpital recommande à ses malades de continuer l'usage des
bandes, dans l'intention de prévenir les récidives. Je n'ai pas droit de décider ici jusqu'à

ce qui n'eſt pas un médiocre avantage. Quant aux maux qu'on regarde comme la ſuite du deſſéchement d'un ancien ulcère , ce ne ſont le plus ſouvent que les conſéquences d'une méthode curative abſurde ou peu réfléchie.

Ce ſeroit avec les cataplaſmes & les appareils ordinaires, que le mouvement deviendroit préjudiciable aux ulcères des jambes : avec ma méthode , on leur donne un point d'appui ferme , doux , élaſtique; de ſorte que le bandage contrebalance les impreſſions du mouvement , & en prévient les effets : il le détermine

quel point cela peut être avantageux , puiſque je n'ai jamais preſcrit le repos depuis que je ſais guérir ſans cette condition : d'ailleurs , un hôpital n'eſt pas le lieu d'après lequel on peut déterminer ce point de pratique ; car à peine les ſujets en ſont-ils dehors , que ſouvent on n'en entend plus parler. Nous ſavons cependant combien les grands ulcères ſont ſujets à reparoître , & même pires qu'auparavant , lorſqu'ils ont été guéris avec la condition du repos.

même à l'avantage de la plaie : ainsi, quelque objection qu'on puisse me faire, je répondrai que l'exercice obvie à tous les inconvéniens qui pourroient résulter d'une compression si forte & si constante, & l'on retombera toujours dans un cercle vicieux.

Mon principe est analogue à plusieurs autres qui n'ont jamais été révoqués en doute. Par exemple, il est vrai qu'un régime très-nourrissant seroit nuisible, si l'on n'y joignoit les exercices convenables ; de même que prendre peu de nourriture avec un grand travail, ce seroit s'exposer à de dangereux inconvéniens (1); mais en réunissant l'un & l'autre, on est sûr de jouir d'une parfaite santé, sauf tout accident imprévu. L'expérience m'a pareillement prouvé que le bandage ne peut produire que des effets salutaires, si on y joint l'exercice, dans les cas

______

(1) *Ubi fames ne laboretur.* Hippoc. *Aphor.* ſ. 2, 16. *

d'ulcères aux jambes , dont il s'agit ici.

Si j'ai fi fort infifté fur le libre exercice du membre malade , c'eft parce que la pratique s'eft élevée contre cette méthode falutaire : des gens de mérite n'ont même pu fe garantir (1) de fuivre le torrent.

Le régime qu'on doit fuivre avec cette méthode , eft un article fufceptible d'autant d'exceptions que les autres , pour certaines perfonnes : malgré cela , il faut toujours fe tenir dans les vues du plan général , dont toutes les parties correfpondent & fe rapportent les unes aux autres , de manière à concourir au but

-----

(1) Voyez Bell. , & les Obferv. & Rech. Médic. vol. 4. Un Ecrivain François dit auffi formellement : » Il faut faire tenir la partie malade dans le plus grand repos ; le moindre mouvement eft capable d'y faire des tiraillemens, qui augmentent la douleur & la fuppuration, détruifent les chairs tendres qui renaiffent, & brifent les premiers linéamens de la cicatrice. « Traité des *tum.* & des *ulc.*

principal, qui eſt de guérir complètement & ſans retour. Or, l'expérience a rempli mon attente à cet égard.

C'eſt ſans doute la poſition baſſe & inclinée des jambes, qui a déterminé les Chirurgiens à preſcrire la diète (1) même pendant pluſieurs mois, & de fréquens purgatifs : car à peine eſſaie-t-on à préſent de guérir les ulcères ſans ces deux moyens curatifs. Rarement, a-t-on dit, ces ſortes d'ulcères ſont accompagnés d'inflammation ; & s'il y en avoit, elle ne ſeroit pas difficile à diſſiper.

Je conviens en effet que ces ulcères attaquent plutôt les conſtitutions foibles & molles, que les ſujets forts & pléthoriques diſpoſés à l'inflammation, & qu'on a beaucoup plus de peine à guérir : mais, lorſqu'il eſt un moyen connu, pour prévenir les inconvéniens quelconques de

______

(1) Voyez Bell, part. 2, §. 2, où cet habile homme déclare ſa manière de penſer.

l'exercice, & *la defcente des humeurs*, comme on l'appelle, je ne vois pas pourquoi on aftreindroit ces malades à un autre régime, qu'à celui qui leur conviendroit en tout autre état, excepté celui de l'inflammation, & qu'ils feront obligés de reprendre dès qu'ils feront guéris.

Après tout ce que j'ai dit des avantages de mon appareil, je penfe que fi l'on adopte mes avis (mais pourquoi s'y refuferoit-on ?) il fera permis d'efpérer les plus grands fecours d'un régime (1) qui tendra à entretenir les forces du malade, à aider la Nature à former & à foutenir un écoulement de pus (2) louable, dont la décharge doit toujours précéder la guérifon parfaite de tout ulcère qui n'eft pas incurable.

Je paffe en dernier lieu aux médicamens. Quoique j'en aie déja dit quelque

______

(1) Les fubftances falées, les efprits, font furtout ce qu'il faut éviter.

(2) Voyez M. Champeaux, p. 64. *

chofe, il ne fera pas inutile de reprendre cet article avec un peu plus d'étendue, mais en même temps avec toute la prudence que demande un fujet auffi important.

Je fais combien il eft ordinaire à nombre d'Ecrivains de prévenir toute objeſtion, en difant que les faits font pour leur fentiment, tandis qu'ils n'en produifent aucun, & que quelquefois même ils n'ont pas la permiffion d'en produire. Il n'eft guère qu'un Chirurgien d'hôpital à qui l'on puiffe ajouter foi, lorfqu'il raifonne ainfi : mais fon témoignage dépend auffi du crédit & de la réputation de l'Ecrivain. Autant que je puis avoir moi-même de crédit ici, j'affurerai avec confiance, que la pratique m'a prouvé que dans les cas dont il s'agit, on devoit beaucoup moins compter fur les médicamens internes, qu'on ne le fuppofe communément ; les ulcères (1) des

______

(1) L'Auteur dit fort à propos, *en génétal.* Les

jambes n'étant en général que des affections locales qui n'ont de connexion
avec aucune maladie du fystême.

Mon fentiment paroîtra fans doute
affez fingulier, puifque les autres ont
allégué leur expérience, pour prouver
que les ulcères des jambes ne pouvoient
être folidement guéris que par les médicamens internes. Je ne prétends pas que
ces médicamens n'y foient pas néceffaires, auffi bien que pour d'autres ulcères : je foutiens feulement qu'on les
ordonne fréquemment fans trop de raifons, & que conféquemment les effets
en font incertains.

Mais fi le fujet eft attaqué d'un vrai

Praticiens ont eu plus d'une fois occafion de
voir des ulcères des vifcères, fur-tout du foie,
ne fe manifefter qu'aux jambes, après que le
pus fe fut ouvert une voie, en corrodant ce
qu'il rencontroit. De pareils ulcères font ordinairement mortels. Conférez cependant M.
Camper, p. 167. *

ſcorbut, ou que l'ulcère ſoit venu à la ſuite de la ſuppreſſion d'un écoulement quelconque, périodique ou critique, ou après la rentrée d'une éruption cutanée de longue durée ; dans ces cas-ci, comme dans les cas de ſymptômes vénériens, ou de fièvre, &c., il faut néceſſairement appeler un Médecin, & prendre ſans crainte ce qu'il aura preſcrit avec connoiſſance de cauſe. Bref, il faut toujours corriger ce qui ſe trouve de vicieux dans la conſtitution. Que preſcrire au contraire, qu'attendre des médicamens internes, quand il n'y a rien qui les indique particulièrement ?

Si les Chirurgiens vouloient réfléchir un inſtant, ils ſentiroient bientôt l'importance de cette obſervation, ſur-tout s'ils conſidéroient quels ſont les médicamens qu'on preſcrit uſuellement comme capables de changer la craſe des humeurs, mais ſans avoir une idée nette du changement qu'ils doivent opérer. En effet, excepté le quinquina & les purgatifs, quels autres altérans peut-on bien déterminer ?

Un fujet a-t-il un ulcère ? exami-nons-en l'apparence (1) ; eft-il fordide ? reftera-t-il ainfi ? la matière de l'écoulement eft-elle mauvaife ? enfin l'ulcère ne paroît-il pas difpofé à la guérifon ? faifons alors, fur des principes bien réfléchis, tout ce qui peut tendre à en améliorer l'état, & ce qu'on fait généralement pour les ulcères des autres parties du corps ; que l'appareil foit approprié (2) aux circonftances : permettons au malade de prendre l'air, un exercice modéré (3) ; qu'il tienne un régime capable de le bien foutenir : appliquons

---

(1) C'eft la nature des maladies qu'il falloit examiner, au lieu de s'en rapporter, avec une fauffe confiance, à la manière d'agir d'un topique, dont la vertu prédominante n'eft pas affez connue, p. 28, Champ. *

(2) Champeaux, p. 20. *

(3) Celfe, l. 7, c. 3.

un bandage affez·ferme pour preffer ,
refferer la plaie , pour nous oppofer à
la crue du fungus , empêcher la callofité des bords, & pour donner du ton à
la partie.

Si cela ne réuffit pas , adminiftrons
des médicamens capables de donner du
ton au fyftême général , d'en corriger les
vices manifeftes. Nous reviendrons plus
bas à ce fujet : mais je dirai encore que
l'utilité des médicamens internes ne m'a
pas paru s'étendre (1) plus loin.

______

(1) Un Ecrivain moderne François nous confeille de corriger les vices du fang , & de le
purifier de tout levain étranger , avant d'entreprendre la cure proprement dite d'anciens
ulcères. Il nous préfente à ce fujet fix indications
générales. 1°. » Si le malade a la vérole, le fcorbut
ou les écrouelles ; 2°. fi le fang eft chargé de
bile ; 3°. fi le fang eft âcre & falé , fans être
chargé de bile ; 4°. fi le fang péche par être
trop épais & trop réfineux ; 5°. fi l'on juge que
le fang foit trop féreux ; 6°. en général , il faut ,
dans tous les cas, purger fouvent le malade ,

mais le purger doucement ; lui donner tous les jours une ou deux prifes de quinquina, & lui faire obferver un régime exact, tant pour la quantité que pour la qualité de la nourriture. «

Si le lecteur peut acquérir quelque connoiffance pratique de la plupart de ces indications, j'avoue franchement qu'il a beaucoup d'avantage fur moi.

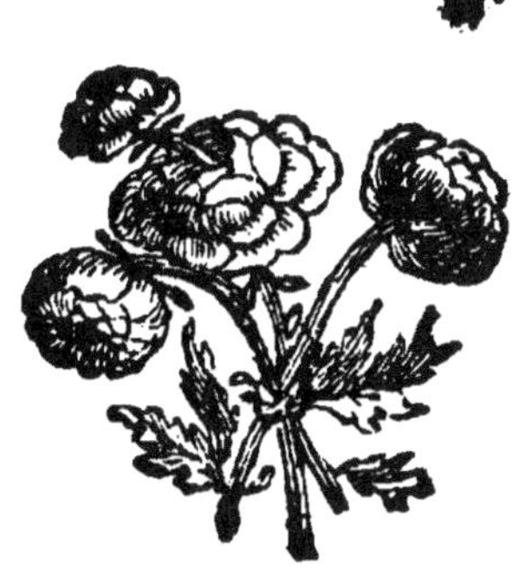

CHAPITRE III.

APRÈS avoir au moins effayé de répondre aux objections qu'on pourroit faire au plan que j'ai propofé, j'ai établi les avantages qu'on pouvoit fe promettre de fes effets : je paffe donc à préfent à des détails plus particuliers.

Pour procéder avec ordre, il faut d'abord établir certaines diftinctions entre les ulcères : car les indications générales ne font pas également applicables à chacun en particulier. Il auroit peut-être été plus à propos que je priffe cette marche dès la première partie de mon ouvrage : mais j'ai cru qu'il étoit important que je ne m'expliquaffe qu'ici, afin de me faire bien entendre, & de prévenir les difficultés que j'aurois à vaincre, en introduifant une fi grande innovation dans la pratique. J'ai préféré ma marche à une méthode plus précife, perfuadé que fi j'indiquois une pratique qu'on pût adopter avec fûreté, on me pafferoit quelques défauts d'ordre en faveur des idées avantageufes que j'aurois fuggérées à ceux qui fauroient les faifir. Il me fuffira d'ajouter que les moyens que je recommande, ont effectué nombre de cures heureufes & conftantes.

Les nombreufes diftinctions qu'on trouve des ulcères dans les livres de Chirurgie, font prifes fur-tout de leurs diverfes apparences, & de la nature de leur écoulement. Mais ces diftinctions appliquées aux ulcères des jambes, n'ont que très-peu de rapport à la pratique. En effet, ces diftinctions fe bornant prefque à dire que tel ou tel ulcère a une mauvaife apparence, n'établiffent que peu ou point de différence effentielle dans les indications curatives.

Je les confidérerai fous deux chefs principaux, déterminés de manière à éclaircir les obfervations précédentes, & analogues aux traitemens différens qu'il faut fuivre.

Je les range donc en deux claſſes. Dans la première, je comprends ceux qui ſont accompagnés de l'enflure & de la dureté du membre ; les ulcères récens qui proviennent d'un abcès ou d'une affection interne ; tous les anciens ulcères d'une étendue modérée, ſur-tout dans des conſtitutions qui y ſont accoutumées par le laps du temps.

La ſeconde comprendra les ulcères vraiment phagédéniques ; ceux dont. l'écoulement acrimonieux & exceſſif, excorie la peau ambiante ; différens grands ulcères de la vieilleſſe, ou ceux des ſujets dont la fibre eſt lâche, & la conſtitution molle ; tous les grands ulcères qui préſentent une ſurface pâle & flaſque : ce qui eſt en général la conſéquence d'une mauvaiſe ſanté, de la miſère ou de la malpropreté.

En parlant de chacun en particulier, je m'étendrai, je ſubdiviſerai, ſelon que l'uſage & la pratique l'exigeront.

D'abord, j'obſerverai que les ulcères

préfentent en général *deux affections* ou fymptômes, qui demandent chacun un traitement diftinct : ce font l'inflammation & la douleur. Je dois donc auffi fixer certains principes généraux à ces deux différens égards.

Quant à l'inflammation, fi elle accompagne un grand ulcère dont la douleur eft confidérable (car la douleur, qui eft fi communément jointe aux petits ulcères, eft rarement la conféquence d'une grande inflammation, mais plutôt celle d'un écoulement *ténu* & *cauftique*), on peut alors faire une fomentation émolliente, & appliquer enfuite pendant quelques jours un cataplafme fait de mie de pain raffis, extrêmement fine, & de lait. S'il eft befoin de le continuer plus long-temps, on en fubftituera un dans lequel il entrera une préparation de plomb. Il procurera la même moiteur & la même chaleur, en relâchant autant : il eft encore plus anti-phlogiftique.

Mais j'ai déja obfervé qu'on ne devoit

pas trop chercher à relâcher les parties affectées des jambes : je remarquerai aussi que ces fomentations & ces cataplasmes, malgré leur grande vogue, ne sont guère requis qu'en commençant, & en supposant de l'inflammation. C'est sur-tout aux pauvres qu'ils sont nécessaires, vu l'état de misère où ces gens languissent souvent avant d'être traités ; ce qui donne à leur peau une sécheresse qui la durcit & en obstrue les pores. Dès que l'inflammation est ôtée, & que la saleté de la peau a disparu, il faut recourir aux forts digestifs, au bandage (1) & à l'exercice, & l'on obtiendra une coction bien plus prompte dans la partie malade. L'expérience m'autorise à cette assertion & à cette confiance.

───────────────

(1) Wiseman nous donne un exemple qui revient, on ne peut mieux, au cas présent. Il avoit tenu un malade au lit pour un mauvais ulcère, qu'il traita long-temps avec des cataplasmes, mais sans succès : alors il quitta les cataplasmes, & fit faire usage de son bas lacé, liv. 2, c. 9.

Je remarquerai que quand on emploie un cataplafme de mie de pain & de lait, il faut en général l'appliquer (1) à nu fur la plaie. Il s'y applique le plus commodément, & devient beaucoup plus avantageux s'il eft bien fait. On ne peut rien imaginer de plus doux fur un ulcère. On ne trouvera fans doute pas mauvais que je prefcrive au Chirurgien de l'appliquer lui-même ; au moins de le faire mettre fous fes yeux, fans s'en rapporter à un domeftique négligent, ou à une garde ignorante, comme il eft ordinaire. L'un s'imagine que ce n'eft pas un fi grand art ; & l'autre, qu'elle entend cela mieux que perfonne. Or, je puis affurer que de cinquante cataplafmes faits & appliqués par ces gens, il n'en eft pas un qui réponde aux vues (2) directes de l'art.

___

(1) Voyez Freeke, Art de guérir.

(2) S'il doit être pofé fur une partie inclinée, telle que les yeux, le fein, il faut

Si l'on veut tirer une véritable utilité de ces topiques, il faut aussi avoir grand soin de les renouveler plus souvent qu'on ne le fait ; car ils se refroidissent promptement, sur-tout s'ils sont petits. Voilà pourquoi ils deviennent quelquefois plus préjudiciables qu'avantageux. Ils se refroidiront moins vîte, si le pain & le lait ont été bien combinés par l'ébullition. La mie de pain doit être extrêmement fine, jetée peu à peu dans le lait pendant qu'il bout, & remuée sans cesse, jusqu'à ce qu'on sente que le mélange a pris une certaine consistance : aussitôt on le retire du feu ; autrement le mélange perd la qualité d'où dépend son effet : s'il est aussi trop ferme, il cause de la douleur. Un cataplasme ne doit avoir que trois, ou au plus quatre lignes d'épaisseur sur le linge.

---

relever les bords du linge sur le cataplasme ; cela suffira pour empêcher qu'il ne se répande en coulant.

Dans les cas dont je viens de parler, il faut saigner & purger. J'y ai quelquefois prescrit le nitre & la ciguë ou l'opium. La ciguë a quelque avantage sur l'opium, en ce qu'elle ne tend pas à causer d'astriction aux intestins. Si d'ailleurs elle agit encore autrement que comme *anodyn*, le malade se trouvera bien de ses autres vertus. Quant à l'opium, je le crois moins convenable s'il y a beaucoup d'inflammation. Au reste, il ne faut pas persister long-temps dans le régime anti-phlogistique. En effet, si l'inflammation ne cède pas promptement, il ne faut plus en chercher la cause dans l'ulcère même, à moins que l'os ne soit pareillement entrepris.

Quant au premier cas, c'est au Médecin à chercher quelle en peut être la cause, & à la détruire. Mais si ni l'ulcère, ni l'os ne sont cause que l'inflammation continue, il ne faut pas non plus craindre une espèce de phlegmon, & je puis assurer que l'inflammation & la douleur céderont aux topiques qui folliciteront un grand écoulement, ſi l'on y joint d'ailleurs un ferme bandage & de l'exercice. On verra bientôt les deux ſurfaces ſe nettoyer & changer : le malade ſe ſentira ſoulagé , & la plaie prendra une apparence avantageuſe.

Je n'ai plus qu'une ou deux obſervations à faire, relativement au ſymptôme de la douleur. Il faut toujours chercher à la calmer , au moins lorſqu'on ne peut la faire ceſſer entièrement ; autrement rien n'ira bien. Le degré de douleur & le caractère de l'écoulement indiqueront aſſez le remède convenable. Mais on doit moins s'arrêter à la quantité de l'anodyn, qu'aux effets qu'il peut produire.

J'ai vu les douleurs les plus cuiſantes cauſées par de petits ulcères , céder preſque entiérement à un demi-grain d'opium , pris de deux en deux nuits ; tandis qu'en d'autres cas, trois & quatre grains n'ont procuré que peu de ſoulagement.

Dans

Dans ces cas-là, l'écoulement eſt tou-jours ténu & acrimonieux. Quoique cette matière vicieuſe puiſſe venir de l'état malade des ſolides & des organes ſécré-toires de la partie, d'où il s'épanche un fluide qui ne peut ſe changer en pus louable, il eſt cependant vrai que ce n'eſt pas à l'inflammation qu'il faut l'attri-buer : en conſéquence, ni les anti-phlo-giſtiques, ni les ſeuls émolliens n'y ré-médieront, comme ils le feroient ſi la cauſe réſidoit dans l'inflammation même.

Mais s'il n'eſt pas de vice particulier dans la complexion du ſujet, l'écoule-ment acrimonieux vient de ce qu'il n'y a pas à la plaie cette eſpèce ou (1) ce

______

(1) Voyez Bell. Cet habile homme a fait quelques obſervations utiles à ce ſujet. Les Chi-rurgiens François ſont néanmoins d'un avis dif-férent, comme on le voit par le quatrième volume des Mémoires de Chirurgie. En effet, on ne doit pas trop circonſcrire les choſes ici ; car il eſt de fait, que pour guérir un ulcère, de même que la fièvre, il eſt beſoin de certain

degré d'inflammation néceffaire pour produire un pus bien cuit : or, on pourra la fufciter par des topiques ftimulans, moyens propres pour produire cet effet; & l'on verra les douleurs (1) ceffer. Nous

---

degré d'inflammation, ou de donner plus d'énergie au fyftême général. S'il y en a trop peu, la Nature ne peut arriver au but où elle voudroit tendre, par une caufe toute oppofée à la pléthore.

(1) Paré s'explique d'une manière bien conforme à ces vues, dans le traitement des ulcères, l. 12, c. 9. Après avoir propofé des cataplafmes de folanum, de ciguë, de pavot, &, en quelque cas, d'opium, il convient que ce peut être fans fuccès, & il ajoute :» Neque anodynis, neq
» narcoticis fedari poterit; immò blandis me
» dicamentis appofitis magis ac magis irritabitur.
» Itaque ad cathæretica confugiendum erit ;
» nempè fortibus morbis fortia remedia funt
» optima ; quare ulceri imponatur pulvillus
» forti & viribus acuto ægyptiaco, aut paulo
» oleo chalchanti imbutus : his enim domand
» efferi illius doloris vis eft. « Il ajoute à ceci :
» Interim ulceri circumponantur refrigerantia.

pouvons rappeler à cet égard la pratique des anciens (1) , pour l'appliquer aux ulcères des jambes. On fait que leurs onguens confiftoient généralement en gommes chaudes, efprits, efcarotiques. Quoique la pratique actuelle les ait rejetés avec raifon en nombre de cas dans le traitement des ulceres en général , ils font cependant d'une merveilleufe efficacité (2) dans la cure de ceux qui attaquent les extrémités inférieures.

J'ajouterai que l'ulcère le plus douloureux en général , eft celui qui tient de l'éryfipèle , & qui attaque la furface des parties. Quelque chofe qu'on applique deffus , la douleur en eft extrêmement vive pendant long-temps , quoi-

---

» ne virium remediorum vehementia fluxionem » excitet. « Mais on obvie à ce dernier inconvénient , moyennant un bandage convenable.

(1) Voyez Galien , fur-tout *de Compofit. Medicam. fecundùm genera* ; & Celfe, l. 5 , c. 26.

(1) Conférez Camper , p. 337. *

que la partie ne soit réellement pas enflammée. L'opium ne pouvant y causer aucun désordre, y rendra au moins praticable l'appareil qui, de lui-même, seroit susceptible d'y causer de la douleur : mais j'aurai occasion d'en parler plus particulièrement ailleurs.

CHAPITRE IV.

Quelques Ecrivains (1) fyſtématiques, jaloux de multiplier les diſtinctions des ulcères, ont été également minutieux dans les règles qu'ils ont preſcrites pour les traiter. Il faut, ſuivant eux, *digérer, déterger, incarner, cicatriſer, ouvrir les ſinus, couper & enlever les bords calleux, ou les détruire avec le cautère actuel ou potentiel ; corriger certaines dépravations d'humeurs, ou toute la conſtitution du ſujet ; mais ſur-tout tenir le membre horizontalement, & dans un repos abſolu.* Ils nous tracent avec une exactitude ſcrupuleuſe toutes les circonſtances du traitement, nous preſcrivent des remèdes particuliers pour chaque intention (2) ;

____

(1) *Compoſiti ulceris ad curationem, multæ ſunt indicationes propoſitæ.* **A. Paré.**

(2) Voyez M. Champeaux, p. 30, ou plutôt le chap. 3 entier, & p. 16 ; Camper, p. 205. » Il n'y a rien de certain , &c. « *

E iij

comme si l'art suffisoit en tout, & que la Nature n'eût réellement rien à faire. On croiroit, en vérité, en lisant leurs détails, que la mémoire peut suppléer au jugement, & que tout l'art se réduit à des exposés numériques. Mais tout homme qui a étudié la Nature, qui a connu sa marche & ses écarts, est convaincu que ses opérations varient, & que l'ordre systématique d'une science ne s'établit pas non plus sur des idées vagues & sans cohérence.

Quoique les plus habiles Praticiens ne s'accordent pas trop sur les meilleurs moyens de cicatriser un ulcère, il est néanmoins généralement reconnu que l'ulcère ne peut se cicatriser sans qu'il soit préalablement détergé. Mais le Chirurgien doit connoître la place qu'il occupe lui-même ; & que l'art n'étant destiné dans ce cas-ci, comme en tout autre, qu'à servir la Nature (1), il doit

____

(1) Champeaux, p. 64 ; Camper, p. 201.

ne le faire que de la manière la plus conforme aux loix qu'elle fuit elle-même.

J'ai effayé dans l'Introduction de ce petit Ouvrage, de ramener à deux les principes de la guérifon des ulcères, favoir, à l'attention qu'il faut faire à la force de la conftitution du fujet, & à l'action même de la partie affectée. Cependant il n'eft pas hors de propos de confidérer la nature des différens phénomènes (1) qui fe préfentent dans la cure de chaque ulcère. J'ai montré qu'il fe produifoit une *nouvelle fubftance* dans fa cavité ; que les parties ambiantes fe *condenfoient* en s'étendant & en montant à certain niveau. C'eft par le concours de ces deux opérations, que la Nature parvient à fon but. On fera convaincu que les chofes fe paffent ainfi, en examinant la fubftance qui s'eft formée dans la cavité de tout ulcère cicatrifé : le plan

____

(1) Conférez M. Camper, p. 333, 339; M. Champeaux, p. 18. *

régulier que la cicatrice forme avec les parties voifines, en fournira une autre preuve. Chacun peut auffi avoir obfervé que la perte de fubftance eft plus (1) fenfible quelques mois après la guérifon.

Si donc les principes que j'ai inculqués par-tout, & ceux dont je viens de parler, font juftes & bien raifonnés, ils ferviront auffi à montrer combien l'on a tort de fe repofer fur des topiques (2) très-doux, qui obligent de recourir aux moyens que j'ai propofés, & qui font la preuve de ma théorie.

La cure, comme je l'ai dit, s'opère par la vigueur générale du fyftême, par

______

(1) Il y a long-temps qu'on a obfervé ce phénomène à la fuite de la petite vérole.

(2) Quoique le meilleur de ces cataplafmes fuppuratifs, foit peut-être celui que propofe M. Freeke, il n'eft d'aucune utilité fans la pofition horizontale du membre. Cependant s'il n'avoit pas été fi fouvent fans effet, on ne l'auroit pas laiffé de côté dans la pratique des hôpitaux.

l'action de la partie affectée, & en même temps par l'abforbtion des matières qui fe trouvent dans les parties contiguës à l'ulcère. Or, les indications les plus convenables pour cet effet, font un régime convenable, l'exercice & le bandage, avec l'ufage de topiques fortifians. L'expérience feule peut prouver les effets qui en réfultent : c'eft auffi le but principal de cet Ouvrage.

Je me félicite cependant de trouver parmi les meilleurs Praticiens modernes, un homme très-eftimé, qui vient à l'appui de mes vues : c'eft Wifeman. Il employoit toujours des topiques chauds & actifs, & ne panfoit jamais les ulcères des jambes au premier période du traitement, fans employer le précipité rouge fous l'une ou l'autre forme. En y joignant un bandage ou un bas lacé, il avoit plus de fuccès que l'on n'en a de nos jours avec toutes nos prétendues (1)

____

(1) Quoique toutes les fciences aient gagné

améliorations ; & je ne doute pas , d'après mon expérience, que s'il eût permis à fes malades de marcher , en leur ferrant la jambe avec (1) une bande de flanelle , il n'eût encore employé plus hardiment les topiques ftimulans. Il n'eût pas eu non plus lieu de fe plaindre que la cure de certains ulcères n'étoit que palliative. En effet , en lifant les cas qu'il rapporte , & en les comparant avec mon expérience , j'ai vu qu'il s'étoit fur-tout trompé , en ne continuant pas

à être ramenées à des principes fimples , les Artiftes ont fouvent perdu de vue les principes fur lefquels certaine pratique étoit fondée; & ont ainfi abandonné des chofes d'une ùtilité réelle : ils fe font conduits comme ces empiriques , qui , pour corriger un prétendu vice du fang , le font tirer avec profufion , fans réfléchir que le bon & le mauvais coulent enfemble ; & qu'ainfi ils jettent leur malade dans un état pire que le précédent.

(1) Il eût pu faire , par ce moyen , une plus forte compreffion que ne le permettoit fon bas lacé.

affez l'ufage de fes topiques ftimulans, &
en leur fubftituant de forts defficcatifs
pour accélérer la cicatrice. Ajoutons à
cela qu'il défendoit auffi indiftinctement
à fes malades de marcher. J'ai réellement
été furpris qu'il n'eût pas fait cette remarque , fur-tout lorfque je jetai les
yeux fur fon dixième chapitre.

On peut en dire autant de Turner,
qui, à bien des égards , n'eft que le co-
pifte de Wifeman , quoiqu'à d'autres il
ait quelque avantage fur lui. S'il avoit
bien connu l'avantage des bandes, &
moins infifté fur le repos & l'abftinence,
il auroit pu donner un modèle de pratique à laquelle on n'auroit eu que peu
de chofe à ajouter après lui.

L'exercice, le bandage & les topiques
actifs , font donc les trois feules chofes
fur lefquelles on doit fe fonder dans le
traitement des cas ordinaires. Lorfqu'il
n'y a point de vice particulier , on effectuera avec ces trois moyens , tout ce
que l'art a quelquefois tenté inutilement

jufqu'ici avec le repos & les médicamens ; & l'on verra que la cure ne fera
expofée à aucune récidive dans tous les
états de la vie.

On donnera aux digeftifs ordinaires
la qualité déterfive requife, en y ajou-
tant un peu de mercure doux, de fublimé, de précipité blanc ou rouge,
ou de verd-de-gris ; mais, quelque peu
ufité que foit aujourd'hui le précipité
rouge, il vaut mieux feul au premier
période de la cure, lorfque les puiffans
digeftifs ont été inutiles. L'ulcère en
foutiendra facilement l'impreffion, fi l'on
y joint l'exercice & un régime fortifiant.

C'eft ici que le Chirurgien doit montrer fon jugement, en adaptant le panfement à la nature de l'ulcère, & en pro-
curant ainfi, par l'un ou l'autre moyen,
un écoulement fuffifant de pus louable,
quelque apparence que puiffe avoir la
furface ; car rien ne réuffira fans ce
préalable.

Qu'on laiffe donc de côté ces diftinctions minutieufes & mal vues, dont j'ai parlé : on n'effectuera rien avec de femblables théories. Les trois moyens fur lefquels j'infifte, feront fuppurer, comme il le faut, les ulcères les plus invétérés des jambes, auffi bien que ceux des autres parties ; cependant je dois convenir que les ulcères de la tête rendent un pus plus blanc, plus liffe & plus égal que tous les autres.

Il n'y a que l'expérience qui puiffe perfuader avec quelle facilité cette fuppuration s'établit moyennant les digeftifs & l'exercice, & avec quelle promptitude les ulcères les plus inquiétans prennent une bonne apparence, & parviennent à un état fufceptible de guérifon. Mais, fi ces moyens n'ont pas l'effet qu'on en attend, il faut recourir à d'autres encore (1) plus puiffans, & fur lefquels un Chirurgien ait

______

(1) *Vulnera maligniora valentioribus egent remediis, imbecillioribus autem mitiora.* Galen. *de* *Comp. Med.* l. 4.

raifon de fe repofer. En y entremêlant des topiques adouciffans, quand la furface de l'ulcère femble les demander, on détergera bientôt la faleté qui s'y trouve : on fournira à la Nature, foutenue par un bon régime, le moyen de développer fes forces, &, comme dit Hoffmann à ce fujet, *ex voto fuccedit confolidatio.*

Le précipité rouge, qu'on peut regarder comme un des meilleurs topiques de ce genre, eft fur-tout utile dans les cas de petits ulcères opiniâtres ; & l'on ne doit pas craindre de l'employer en grande quantité, quoiqu'il foit très-actif : on appliqueroit ici fort à propos la réflexion que j'ai déja citée d'Hippocrate, au fujet des frictions : ce topique amollit les duretés, fortifie les fibres lâches, détruit les parties non faines, fait élever les chairs nouvelles au niveau des bords (1) par la vertu qu'il a de fol-

_____

(1) C'eft le contraire : par le dégorgement, les bords tuméfiés fe dépriment & s'affaiffent

liciter un écoulement auſſi abondant qu'on veut: de ſorte que, par ſon moyen, on tiendra un ulcère ouvert , & on le guérira comme on le jugera à propos.

Ce n'eſt point ici une exagération , vu le grand nombre de cures dans leſquelles je l'ai employé , & toujours avec ſuccès , en y joignant un bandage bien ſerré , & un exercice convenable. Mais j'ai déja fait entendre de ne pas ſe contenter d'en ſaupoudrer légèrement une plaie de mauvaiſe mine : il faut en bien remplir l'ulcère (1). Je conviens que c'eſt traiter les plaies avec peu de délicateſſe; mais l'expérience m'y a familiariſé.

J'ait dit que ce traitement convenoit

au niveau du fond détergé : telle eſt la marche de la Nature. (*Note du Cenſeur*).

(1) Voyez Wiſeman , Turner ; mais Sharp méle le précipité avec un digeſtif , dans la cure des ulcères des jambes. — L'Auteur pouvoit citer nombre d'autres Praticiens qui en ont uſé de même. *

aux petits ulcères particulièrement : en nombre de cas de grands ulcères, il faut aussi une pratique assez analogue. On doit d'abord déterger la surface sordide de la plaie ; l'amener à l'état d'une plaie récente ; ce qui ne réussira qu'en fondant, pour ainsi dire, les parties mal conditionnées, avec de puissans digestifs, ou en les détruisant totalement avec des corrosifs. On rencontrera (1) sans doute des obstacles avant d'y parvenir : mais cela une fois fait, c'est avoir levé les plus grandes difficultés de la cure. D'ailleurs ce n'est pas une chose si difficile qu'on se l'imagineroit, quand même

______

(1) *Ulceribus haud diligenter detersis, hypersarcosis supervenire solet.* Paré, *de ulceribus.* Voyez aussi Rhazes, *lib. divis.* cap. 134, 138. » Dans ce cas-ci, dit un Ecrivain moderne, la texture des grains charnus est molle, spongieuse, ne s'élève que de la surface de l'ulcère ; ou elle monte en forme de fungus ; ou cessant, elle n'est pas disposée à former une cicatrice ; ou si l'ulcère se ferme, il ne tarde pas à se rouvrir. »

la furface qui fuccéderoit à la première,
n'auroit pas meilleure mine après la le-
vée du premier ou du fecond appareil,
fur-tout dans les cas de petits ulcères :
l'amélioration, quoique lente, n'a pas
moins lieu, & la douleur devient moindre qu'on n'auroit ofé l'efpérer.

Lorfqu'on a quitté les efcarotiques, il
faut toujours continuer les digeftifs; c'eft
le moyen de tenir les parties affectées en
action : alors il n'eft plus befoin que d'attendre avec attention que la Nature
puiffe achever fon propre ouvrage. Le
manque de force & de ton néceffaire
dans la Nature, eft le plus grand obftacle
à la guérifon : mais, en les lui rendant,
elle fera tout ce qu'on a droit d'attendre
d'elle (1).

---

(1) Les obfervations judicieufes que le D^r.
Wall a publiées fur les effets des eaux de Malvern, feroient penfer que les fuccès qu'il en
a eus dans le traitement des ulcères des jambes,
font dus à leur efprit volatil. Cette idée s'ac-

Je ne dois pas paffer fous filence un ulcère généralement petit, qui affecte les environs des malléoles, & fe montre quelquefois au deffous. On ne peut alors l'appeler véritablement un ulcère des jambes. Il eft extrêmement douloureux. Je l'ai vu très-difficile à guérir fans repos ; le bandage devenant prefque inutile, parce qu'il ne pouvoit faire une compreffion convenable au deffous de la plaie. Wifeman préféroit le bas lacé dans ces circonftances ; parce que, dit-il,

corde bien avec la théorie que j'ai adoptée, & que l'expérience me confirme tous les jours. Le D^r. Wall parle auffi du froid & de l'aftriction que font éprouver ces eaux employées extérieurement, mais il n'a eu cette opinion que d'après certains cas où ces eaux n'avoient pas été avantageufes. En effet, il obferve qu'elles occafionnent fouvent une fi grande chaleur à la partie, qu'elles font fuppurer les tumeurs froides ; & que, dans tous les cas où elles ont été utiles, elles ont fufcité plus ou moins d'inflammation & une très-grande douleur pendant plufieurs jours.

la compreſſion du bandage occaſionnoit toujours une enflure au pied : mais il étoit facile d'obvier à cet inconvénient, en paſſant pluſieurs tours de bande ſur le pied & la malléole, de manière à ne laiſſer que le bout du talon découvert. Par ce moyen, j'ai fait une compreſ-ſion tolérable au-deſſous de l'ulcère, avec le bandage de flanelle, qui prête on ne peut mieux dans cette opération.

- Ces cas ſont ſouvent accompagnés d'une enflure conſidérable, & d'une eſ-pèce d'éruption dartreuſe ſur la peau ambiante, d'où il découle une humeur âcre & ténue, qui donne certaine mol-leſſe à la partie affectée. L'ulcère au contraire eſt preſque entièrement ſec; de ſorte même qu'on ne peut le faire ſuppurer qu'en calmant la douleur de la peau. L'expérience m'a montré qu'on y parvient promptement, en appliquant par deſſus l'appareil ordinaire des ul-cères, de la charpie enduite d'un to-pique deſſiccatif. On prendra pour cet

effet du cérat blanc avec du bol d'Arménie & de l'alun en poudre, ou de l'onguent rouge defficcatif. Dans les cas où
la douleur s'opiniâtreroit, on appliqueroit une compreffe trempée dans la liqueur fuivante.

» *Jetez dans une chopine d'eau de ri-*
» *vière un peu de fucre de faturne, de*
» *vitriol blanc, & une once ou deux*
» *d'efprit camphré.* «

J'en ai toujours tiré de l'avantage,
malgré la tumeur & l'ardeur apparente
du local (1).

Si la plaie ne change pas d'état,
lorfque l'affection particulière de la peau

---

(1) Ces affections locales, qu'on appelle ordinairement fcorbutiques, ne tiennent en rien
du caractère du fcorbut. Comme elles font toujours locales, il faut auffi les traiter comme des
affections de la peau. Les ulcères vraiment
fcorbutiques font bien différens, & ne permettent jamais l'ufage des efcarotiques. Voyez
Cullen, *Synopf. Nofolog.* & le D^r. Lind, part. 2,
chap. 2.

a ceffé, on remplira le petit ulcère avec un mélange (1) de précipité, de poudre d'angélique & de cauftique lunaire diffous, ou d'un efcarrotique analogue. Lorfque l'efcarre eft enlevée, il faut réitérer, en cas que la furface de l'ulcère ne change pas en mieux : mais cela ne tardera certainement pas. Du refte, la cure n'avancera pas, fi l'on ne prend pas ce parti.

Quoique je parle d'une manière auffi décifive fur l'ufage des puiffans déter-fifs, il ne faut y avoir recours que quand

____

(1) Wifeman parlant d'un tel ulcère, s'énonce avec une hardieffe qui ne peut être que le ré-fultat de l'expérience. » Le meilleur anodyn fut » d'emplir l'ulcère de précipité, « l. 2, c. 4. Il ne craignit pas l'événement rapporté par Hippocrate ; ou il favoit trop bien diftinguer les cas pour courir le même rifque. » *Thrinon Damonis filius, ex tibiæ ulcere juxtà malleolum, quum ad tendinem quidem nudum medicamentum erodens fuiffet adhibitum, opifthotonos mortuus eft.* « Epid. 5, p. 1159. Foef.

les digeſtifs très-actifs, aidés par l'exercice & le bandage, n'ont produit aucun
effet.

Je ſuis très-aſſuré des avantages qu'on
doit eſpérer de la méthode que je recommande ; mais je conviens en même
temps qu'il n'y a pas eu juſqu'ici de petit ulcère ſi embarraſſant à guérir aux
jambes, que celui qui eſt devenu chro-
nique près des malléoles. Preſque tous
les Auteurs anciens en ont fait mention
comme tel. L'expérience m'a prouvé,
malgré cela, qu'il n'y a pas d'ulcère dés
jambes ſi facile à guérir, lorſqu'il eſt
traité comme il faut : on n'a même pas
alors de récidive à craindre. Le grand
nombre de cas différens que j'en ai vu,
ne me laiſſe aucun doute à cet égard. J'en
ai même vu de trente ans, & qui avoient
reparu preſque auſſitôt qu'ils étoient guéris : ils étoient extrêmement douloureux.
S'ils ne ſont point phagédéniques, on
les guérit en quelques ſemaines avec de
très-chauds digeſtifs, un bandage & beau-

coup d'exercice. Si les digeſtifs reſtent ſans effet, il faut recourir au précipité. La partie ſupportera une bande très-ſerrée, s'il n'y a pas d'inflammation conſidérable, ou après l'avoir diſſipée par la ſaignée, ou avec le cataplaſme (1) ſuppuratif de M. Freke, par lequel on peut commencer ſi l'ulcére eſt profond.

Dans les cas d'ulcères de longue durée, & lorſque la conſtitution du ſujet paroît entrepriſe, outre la plaie conſidérable, il y a ſouvent une enflure exceſſive, des tumeurs dures, des concrétions à l'un ou l'autre endroit, & qui ne diſparoiſſent même pas malgré l'écoulement de l'ulcère. L'application d'un coupon de ſoie (2) huilée y produira les plus heureux effets, & diſſipera les duretés ſans aucun riſque. L'autre jambe ſe trouve auſſi quelquefois enflée, & même

---

(1) Il eſt fait de figues, d'oignons, de mauve & de racine de lis blanc.

(2) Conférez M. Camper, p. 355.*

très-dure fans ulcération. Il faut y appliquer de même un coupon de foie huilée,
& le bien bander, tandis qu'on entretien-
dra un écoulement abondant à l'autre.
En y joignant l'exercice, on fera ainfi
tranfpirer abondamment la partie tumé-
fiée & dure fans aucun médicament interne ; & elle fe défenflera peu à peu,
tandis que l'ulcère de l'autre jambe fe
guérira.

Quelque triviale que paroiffe cette
opération, j'en ai tiré de grands avantages ; & j'aurois cru commettre une
faute effentielle, fi je n'en avois rien dit.

J'ai vu plufieurs de ces mauvais ulcères, & autres femblables (pour lefquels on a ordinairement recours à des
remèdes internes de différente nature),
guérir auffi vîte fans ces prétendus admi-
nicules, dont cependant on avoit employé les plus puiffans, mais en vain. On
ne tardera peut-être pas à connoître combien il eft peu néceffaire de les mettre en
ufage.

Je conviens que quand les ulcères font accompagnés d'un dérangement total du fyftême, les médicamens internes ne font pas inutiles ; mais, en général, ils ne font pas néceffaires. On ne voit guère en Angleterre, au moins près de la capitale, de ces vrais ulcères fcorbutiques avec une tumeur fpongieufe aux gencives, ou autres marques de putridité dans les fluides. Les jambes y font auffi rarement attaquées d'ulcères fcrophuleux. Les ulcères vénériens y paroiffent plus fréquemment aux jambes ; au moins en voit-on qui tiennent en partie de ce virus. Quant aux ulcères cancéreux, ou autres femblables, j'ai eu occafion d'en remarquer : mais comme ces affections ont toujours quelque chofe qui les caractérife, la caufe & la nature de la plaie ne peuvent être méconnues d'un Chirurgien exercé.

Il y a cependant un médicament interne, d'un ufage ordinaire dans le traitement de grands & anciens ulcères, &

qui, par là, mérite quelque attention.
Il a sans doute été de quelque utilité en
certains cas. Je ne pense cependant pas
qu'il soit indispensable. Il s'agit ici du
sublimé corrosif : la coutume l'a fait employer avec des succès apparens ; néanmoins il ne convient pas aux gens de
travail qui sont obligés d'être toujours
dehors, sur-tout en hiver. Du reste, que
cette objection soit bien ou mal fondée à
certains égards, c'est au Chirurgien expérimenté à juger par lui-même quel
avantage réel il peut s'en promettre.

Il y a néanmoins une espèce d'ulcère
qu'on appelle improprement scorbu-
tique, & pour lequel on administre des
médicamens internes. Il est ordinairement de très-longue durée ; mais il
n'attaque guère que les pauvres qui se
sont dérangé le tempérament par l'excès
de la boisson, ou qui, au contraire, ont
souffert dans tous les besoins de la vie.
Dans ces cas-là, le quinquina, comme
tonique, sera d'une merveilleuse effica-

cité. On doit, en nombre de cas, le donner à très-large dose ; mais on doit rarement le continuer long-temps.

Le quinquina ne le cède à aucun médicament, si l'on excepte peut-être une solution de vitriol bleu, qui a une vertu particulière pour rétablir le ton de l'estomac (comme on dit ordinairement) dans les grands buveurs, & d'arrêter aussi les progrès de la gangrène. J'en ai fait trois ou quatre fois l'expérience, après que le quinquina eut été administré sans aucun succès.

Pour éviter de revenir aux médicamens internes, je parlerai encore de deux autres, savoir, d'une décoction *des bois*, & de l'eau de chaux. La première sera utile lorsque la transpiration est supprimée, dans les cas d'éruptions cutanées rentrées subitement. L'eau de chaux deviendra aussi très-avantageuse, sur-tout lorsque la jambe a été en grande partie attaquée d'un écoulement acrimonieux, qui souvent emporte la peau sur laquelle il s'épanche. Malgré ces avantages, ce seroit se tromper que de fonder trop d'espoir sur ces médicamens internes ou sur d'autres : au moins ai-je toujours observé que les topiques produisoient bien plus d'effet.

CHAPITRE V.

J'AI détaillé tout ce que j'ai cru nécessaire pour nettoyer & incarner un ulcère : j'ai aussi examiné l'usage de quelques médicamens , & en particulier
ceux qui sont relatifs au traitement des
ulcères dont il s'agit ici. Il ne me reste
plus , pour finir cette partie de mon
ouvrage , qu'à faire quelques observa-
tions sur la *guérison* même ; article d'une
importance aussi grande que tous ceux
dont j'ai fait mention.

Il faut bien se garder de troubler cette
dernière opération de la Nature. Si les
choses vont bien , & que le fond de
l'ulcère soit sain , il n'est plus besoin de
procédé particulier , la Nature étant alors
en état d'agir par ses propres forces. Elle
agira même , en nombre de cas , avec le
seul secours des onguens les moins digestifs (1) : car je suppose qu'on a déja

____

(1) Wiseman observe qu'il a nettoyé, incarné

diminué la force des plus actifs, mais
non au point d'en faire des topiques
purement gras : en effet, s'ils sont d'une
nature chaude (1), ils feroient autant
de tort en relâchant la partie affectée,
que des topiques dessicatifs employés
trop tôt pour accélérer la cicatrice. Je
parlerai plus bas de cette diminution.

Si donc on tente trop tôt de cicatriser,
sur-tout avec des topiques dessicatifs,
on ne tardera pas à s'appercevoir de
l'erreur. L'ulcère, particulièrement celui qui est joint à un vice de la constitution,
& à une affection de la peau, & qui, par
cette raison, est de longue durée; cet
ulcère, dis-je, prendra bientôt une
mauvaise apparence. Au moment où tout
sembloit tendre à la guérison, il en pa-

& guéri des ulcères aux jambes par l'usage du
seul précipité.

(1) Voyez Bell sur la vertu relâchante des
topiques chauds, Traité des ulc. *Medio tutissi-*
mus ibis.

roîtra à l'endroit où la peau eſt affectée, nombre de petits autres qui prendront une apparence *pâteuſe*, marque certaine que les parties qui ſont plus bas ne ſont pas ſaines. En preſſant, on pourra faire ſortir de la matière par nombre de petits orifices; de ſorte qu'une grande partie du membre ſera comme entrepriſe au point de faire craindre au Chirurgien que la cure ne ſoit très-longue, & ne s'opère pas ſans un repos abſolu.

Mais tout ira bien, malgré cela, avec un bon bandage & de l'exercice, ſi l'on entretient l'écoulement. Au lieu de retarder la cure, l'exercice tend à la rendre plus certaine : c'eſt pourquoi je recommande toujours d'en prendre beaucoup. Il faut ſeulement tâcher de ne faire qu'un ſeul ulcère de tous les petits, en les ouvrant légèrement avec une lancette. Cela fera d'autant moins de mal, qu'il ſe ſera fait une bonne coction dans tout le local, & que la peau ſe séparera des bords de la plaie. Si le malade s'y refuse, il faut remplir une ou plusieurs fois les petites cavités avec du précipité, & la cure avancera aussi promptement qu'on puisse le desirer.

J'ai dit qu'on devoit, après certain temps, diminuer l'activité du digestif: mais il faut prendre garde de diminuer l'écoulement, comme je l'ai recommandé plusieurs fois. Lorsqu'on se sera servi de forts digestifs pendant deux ou trois semaines, dans les plus mauvais cas, l'exercice seul suffira pour entretenir l'écoulement, en stimulant la nature. On doit tenir pour maxime constante, de ne jamais passer brusquement d'un écoulement abondant à sa suppression totale.

Quelque grand que soit l'ulcère, dès qu'il prend une bonne mine, il faut commencer ce changement, & procéder par gradation, selon l'état de la plaie, & le temps qui sera nécessaire, pour arriver peu à peu à une parfaite guérison : on prendra aussi bien garde de trop diminuer la force du digestif, si la plaie paroît rester dans le même état, ou ne se guérir qu'imperceptiblement.

Si l'écoulement est considérable, on aura soin de continuer l'usage de ces topiques : car, en se pressant trop de le supprimer, on ne feroit que détourner la matière vers une autre partie, au grand désavantage du malade ; ou elle se formera une autre issue à l'un ou l'autre endroit de l'ulcère. Si l'on a lieu de craindre cet inconvénient, il faut serrer davantage la bande au dessous de la plaie, &, à chaque pansement, presser assez le local ambiant pour en faire sortir la matière. Dans ces cas-là, on reprendra (1) les torts digestifs ; & l'on verra

____

(1) Quoique la conduite de l'Auteur soit ici très-sage, on ne peut assez inculquer aux jeunes Praticiens de ne pas changer légèrement d'onguent ou d'autres appareils, à moins que la face des choses n'ait absolument changé, ou que les remèdes employés ne restent sans effet ; encore

auſſitôt l'ulcère préſenter une ſurface,
plus louable.

Mais, ſi ce changement n'a pas lieu,
c'eſt, ou parce qu'il faut plus de temps,
pour déterger certaine partie de l'ulcère, ou parce que le fond en eſt encore mal ſain. Dans le premier cas, le
temps, comme je l'ai dit, fera tout ; ou,
s'il ne le fait pas, il faut encore recourir aux eſcarótiques, qui ne man-
queront pas de donner de la vigueur à
la partie, en cas qu'il n'y ait pas d'os
d'entrepris, & d'augmenter l'écoulement. Si l'on en emploie de très-forts,
on produira une eſcarre épaiſſe, & la

---

faut-il, avant de changer, ſavoir pourquoi ils
reſtent ſans effet. On peut appliquer aux maladies chirurgicales, comme aux maladies internes, cette ſage maxime d'Hippocrate : » *Omnia*
» *quæ ſecundùm rationem ſunt facienti, ſi non*
» *contingant ea quæ ſunt pro ratione, ne tranſeat*
» *ad aliud, ſi perſtiterit id quod ab initio præ-*
» *ſumſit.* « ſect. 2, Aph. 52. Conférez M.
Camper, p. 347. *

surface se trouvera nette au moment où on l'enlevera : dès-lors la plaie aura une meilleure apparence.

Dans les cas de grands & anciens ulcères qu'on a fait suppurer abondamment, si le Chirurgien craint de diminuer trop vîte la force des digestifs, quoique la plaie soit déja considérablement diminuée, il faudra avoir soin d'en défendre les bords & la peau neuve, avec un peu de cérat épulotique, ou autre chose semblable, de peur que le digestif n'offense ces parties encore tendres. En général, dans tous les cas d'ulcères irritables, ou qui ne sont pas trop disposés à guérir, on mettra un filet de charpie enduite de cérat, sur les bords de la plaie, de manière que le tout soit recouvert d'un seul plumaceau de charpie, afin que l'écoulement trouve une issue plus facile ; ce qui est de la plus grande importance dans le traitement de ces ulcères que la moindre chose offense. Le plumaceau s'étendra donc au-delà des bords, sur-tout dans les petits ulcères ; autrement la compression que feroit ce bandage, empêcheroit l'écoulement ; d'où il résulteroit une irritation continuelle qui disposeroit l'ulcère à s'étendre davantage. Quoique je conseille le cérat dans les vues dont j'ai parlé, il faut prendre garde de trop hâter la cure de ces sortes d'ulcères, qui sont les plus nombreux, par de trop forts dessicatifs.

Je puis donc établir comme une maxime générale, qu'on doit plutôt laisser aller long-temps ces ulcères, que de tenter d'en faire fermer l'ouverture ; &, pour parler franchement, j'aime mieux qu'on irrite (1) ceux de long cours, que de les flatter ; car à la fin ils parviennent à une parfaite guérison : on ne risque rien d'attendre. En effet, si toutes les parties en deviennent parfaitement saines, le bandage procurera la chaleur nécessaire à la guérison : si au contraire la Nature n'est

---

(1) C'est assez l'idée de M. Camper. *

pas encore difposée à fupprimer totalement l'écoulement , le Chirurgien , qui aura tenté de cicatrifer la plaie , aura auffi une grande partie de fon propre ouvrage à recommencer.

C'eft pour cette raifon qu'on ne doit jamais fe fervir de charpie sèche, de vitriol bleu (1) , ni de corps durs pour

---

(1) C'eft ce que Wifeman a connu par expérience, dans le cas d'un ulcère qui d'abord alla très-bien , mais qui bientôt devint trèsmauvais, l. 2 , c. 9. Il paroît cependant que c'étoit fa méthode ordinaire. Je dois auffi convenir que certains ulcères fe guériffent par ce moyen , lorfqu'ils ont pris une apparence avantageufe : d'autres ulcères au contraire s'en trouveroient plus mal. Mais , en général , fi un Chirurgien veut guérir les ulcères avec fûreté , il ne doit pas les traiter ainfi , fur-tout s'il permet l'exercice.

Quant aux corps durs, on peut voir ce que dit d'une lame de plomb Elfe , dans les *Obferv. Méd.* de Londres. Un Chirurgien François en appliquoit auffi fur les ulcères ; mais cette pratique n'eft pas nouvelle.

ces plaies ; quoique je n'ignore pas qu'on
en ait quelquefois eu des succès passa-
gers : le cas est en effet différent, lorsqu'à
ce période on astreint le malade au
repos, au régime, & qu'on le purge ;
traitement qui est toujours long. Ces topiques peuvent convenir & accélérer
la guérison de l'ulcère ; mais comme il
est plutôt desséché par l'art, que cicatrisé par la Nature, nombre de malades
sont obligés de revenir au Chirurgien.

C'est toujours avec précaution qu'on
doit relever les forces, solliciter l'écoulement des humeurs, le diminuer lorsqu'il est ancien ou abondant, & passer
à un changement d'état. La Nature saura
diminuer l'écoulement à mesure que la
plaie diminuera. Il ne s'agit que de lui
rendre des forces, ou de faire agir celles
qu'elle a ; &, avec le temps, elle arri-
vera au but, de manière ou d'autre.

Cette remarque concerne particulièrement les ulcères anciens. Mais, quoique dans les cas d'ulcères récens, il ne

foit pas befoin que la Nature fe pratique
une autre iffue que la plaie actuelle ,
cela n'empêche pas que les raifonnemens précédens ne foient juftes en général , quant à la pratique : on peut encore mieux les regarder comme tels ,
par des motifs différens (1).

L'expérience prouve qu'il eft peu d'ulcères des jambes , qui , après avoir été
nettoyés , parviennent à une parfaite
guérifon, fi on ne les tient dans cet état
de netteté ; & que dans tous les cas ordinaires , il eft à peine un ulcère dont la
guérifon ait befoin d'aucun autre moyen
curatif. La plus grande difficulté , fur-
tout à l'égard de ceux des extrémités inférieures , eft de les amener au point où

---

(1) Comme j'ai dit mon avis à ce fujet , en
parlant des bons & des mauvais effets des ulcéres
fur la conftitution , effets que j'ai dit être probablement plutôt dus à l'irritation qu'à la décharge de l'ulcère , j'ai cru devoir m'exprimer
ici dans le langage ordinaire des Ecrivains qui
ont traité ce même fujet.

la Nature peut réparer. Lorsqu’on y est une fois arrivé, la guérison en est toujours la conséquence.

La raison pourquoi les blessures de la tête guérissent promptement, c’est qu’elles se détergent en peu de temps. Aussi, en employant certains digestifs pendant quelques jours, il n’est plus besoin que de tenir ces plaies nettes, ou même d’empêcher qu’elles ne s’incarnent trop vîte ; ce qui n’est qu’une conséquence de la coction avantageuse de la partie, & des forces avec lesquelles la Nature opère, quelquefois au-delà du besoin.

Mais, dans les cas dont il s’agit ici, on n’a pas cela à craindre en général. La compression ferme & constante que fait la bande sur la partie affectée, arrêtera toujours la *luxuriation* (1) des chairs &

____

(1) Je conserve ce terme pris du latin, & qui rend, on ne peut plus exactement, l’idée qu’on y attache ici. *

du fungus. Il sera donc suffisant d'y appliquer un doux topique capable de défendre les chairs neuves, ou quelque
chose de plus dessicatif, comme je l'ai
recommandé ci-devant contre les ar-
deurs de la peau. Ce topique sera étendu
sur un linge double qui recouvrira le
digestif. Si au contraire on applique des
corps durs sur l'ulcère, on en verra bientôt les mauvaises conséquences que j'ai
indiquées, ou la plaie, faute de coction
suffisante, se rouvrira tôt ou tard.

Quoi qu'il en soit, le plan que je viens
de tracer est au dessus de toute objection: en le suivant, on n'aura pas à
craindre de récidive. C'est faute de l'avoir
connu, que M. Else (1) a vu les effets
désagréables dont il fait mention. En
effet, si les vieux ulcères sont desséchés,
au lieu d'être amenés à une coction con-

---

(1) Voyez les *Observat.* & *Rech. Médic.* de
Lond.

venable ; s'ils font cicatrifés (1) , au lieu
d'être entièrement détergés & incarnés ;
fi, dis-je, on a lieu de craindre de la
fuppreffion d'un écoulement accoutumé,
ou fi l'on manque d'attention convenable, relativement à la pofition baffe
& inclinée d'une plaie , c'eft ici fur-tout
qu'on doit redouter tout le mal qui réfulte des théories reçues ; mal dont l'expérience a prouvé la réalité.

Mais , en général, les ulcères ainfi
guéris forment une cicatrice calleufe qui
ne tarde pas à tomber, quand les parties

---

(1) *Ulcera non purgata , non folent coalefcere,
etiamfi committantur : neque fponte fuá coeunt. De
ulcerib.*

Quant aux ulcères récens , voyez la note
judicieufe de Foës fur les ulcères récens qu'il
faut faire fuppurer , ou non fuppurer , fect.
5., p. 871 , fur ces mots τὰ ἢ νεότρωΊα, &c.
L'Auteur cite ce paffage fans y avoir fait l'attention qu'il mérite. Turner dit à ce fujet : » incarner avant de mondifier, & déterger avant
de digérer, c'eft bâtir fans fondement, ou pofer
des fondemens fur le fable. »

fubjacentes ne font pas faines ; & la Nature prévient par là tout défordre ultérieur en rouvrant la plaie. Si, au contraire, on a permis à la Nature de faire une coction convenable dans l'ulcère, & de l'amener au point où il peut être fufceptible de guérifon, il faut à ce point abandonner tout à la Nature. Non-feulement tout guérira parfaitement ; il ne faudra même pas plus de temps qu'on en emploie ordinairement avec un régime févère, du repos, les purgatifs, aidés de tous les prétendus altérans dont j'ai vu faire ufage.

Il n'y a que les grands ulcères qui préfentent quelques difficultés ; mais que la douleur, l'enflure, des humeurs accompagnent de petits ulcères (de cette claffe), cela ne caufera pas beaucoup d'embarras, pour peu qu'on ait pratiqué mon traitement. Le grand écoulement que produifent toujours un bon régime, l'exercice, les digeftifs, écartera les difficultés, & préviendra les fymptômes inquiétans qui accompagnent les autres méthodes curatives. Dès que le fond sera sain, toute difficulté disparoîtra.

Si donc un grand ulcère, après ce période, ne tend pas à la guérison, sans qu'il y ait aucune autre raison de soupçonner du désordre dans le fond, & que les stimulans ordinaires restent sans effet, il faut nécessairement employer d'autres moyens ultérieurs. Il arrive quelquefois que la Nature n'a pas assez d'énergie dans certaines complexions pour couvrir de nouvelle peau une large surface, sans être aidée : il est donc besoin d'un stimulus différent ; or, je vais en parler.

CHAPITRE VI.

Ceci me conduit naturellement à la seconde classe des ulceres. A certains égards ils demandent un traitement différent. Ambroise Paré a fait à ce sujet une observation très-juste : » *Necesse* » *quoque est varia adesse medicamenta,* » *viribus pariter & virium gradibus dis-* » *tincta :* « il faut différens remèdes, & distingués selon les forces & les degrés de force. » Il n'est pas étonnant, » ajoute-t-il, de voir échouer ceux qui » s'imaginent pouvoir traiter, ou qui » traitent réellement tous les ulcères » malins avec le même remède : « *Nil mirum fit, si suo sæpè excidant fine, qui eodem medicamento omnia maligna ulcera curant, & sanare se posse putant,* l. 12, c. 9.

Je comprends dans cet article, 1°. cette espèce d'ulcère appelé *érysipéla-teux, herpes exedens,* qui n'a son siège qu'à la surface de la partie affectée, &

qui se présente toujours avec une apparence luisante (1) : au premier période,
les topiques onctueux ou gras y font
beaucoup de mal ; 2°. les petits ulcères accompagnés d'une affection érysipélateuse de la peau, & d'un écoulement abondant de matière très-acrimonieuse ; 3°. le vrai ulcère phagédénique,
& divers grands ulcères des vieillards ou
des pauvres, ou des sujets d'une fibre
& d'une constitution relâchée ; 4°. tous
les grands ulcères de long cours, qui
présentent une surface pâle , lâche ; conséquence ordinaire d'une mauvaise santé,
de la négligence , ou de l'intempérance.

Je ne prétends cependant pas qu'un
grand ulcère ne cédera pas à la méthode
précédente, & que les moyens que j'ai
indiqués seront inutiles dans la cure
dont il s'agit ici. Il n'y a peut-être que
l'érysipèle qui fasse une exception. En
effet, quelles que soient les circonstances

____

(1) L'Auteur dit *glassi* , vitreuse.

d'un ulcère, il faut toujours préalablement digérer, déterger avant de procéder à l'incarnation (1).

La cure de tout ulcère doit s'entreprendre avec les mêmes intentions. On
met en ufage les puiffans digeftifs fuppuratifs (2), les digeftifs déterfifs ; & l'on
emploie les efcarotiques felon le befoin.
Mais, lorfque les remèdes employés
fous forme quelconque ne conviennent
pas ; lorfque l'ulcère a été convenablement digéré & amené à un état affez
louable, il faut le ranger parmi ceux de
la feconde claffe, quelque petit qu'il
foit ; fur-tout l'ulcére opiniâtre qui a été
décrit fous différens noms, & qu'on con-

----

(1) On aura des idées plus nettes de ce qui
doit fe paffer avant cette prétendue incarnation, en lifant attentivement M. Champeaux,
p. 63 & fuiv. *

(2) Cette nomenclature feroit admiffible ;
fi un topique de telle claffe ne produifoit pas
affez fouvent l'effet de celui d'une autre. Voy.
Champeaux, p. 28. *

noît généralement fous celui d'ulcère putride (1) ou phagédénique. Je commencerai par l'érysipélateux.

Je le nomme ainsi , faute de terme plus précis. C'est un ulcère douloureux , superficiel, quelquefois accompagné d'une affection de la peau , & qui se répand sur une grande partie de la jambe. Il attaque particulièrement les vieillards & les infirmes. Il rend toujours beaucoup d'humeur délayée , très-acrimonieuse ; sur-tout si la peau ambiante est entreprise , & la jambe en devient extrêmement sensible. Quelquefois même , en levant l'appareil, on en voit sortir une

____

(1) Ἕλκος φαγεδαινικὸν , ou Νομὴ des Grecs. *Ulcus depascens , rodens , serpens ; ulcus ambulativum ; ulcus putridum & phagedænicum,* l'ulcère putride.

Cette note de l'Auteur feroit croire que les Chirurgiens confondent avec lui l'ulcère *putride* & le *phagédénique*, qui font essentiellement différens , tant par leur cause que par leurs effets. Je renvoie aux deux Mémoires souvent cités. *

vapeur

vapeur femblable à celle de l'eau bouillante.

J'ai vu dans ce cas·ci , les cataplafmes
& les fomentations devenir inutiles ,
quoiqu'on en eût fait un long ufage :
ou l'ulcère ne s'eft pas guéri , ou il s'eft
rouvert immédiatement en différens endroits , & même avec plus de douleur
qu'auparavant. Les purgatifs font pareillement inutiles ici. Quant aux médicamens internes , l'opium & le quinquina
y paroiffent très-avantageux ; car il faut
fonger à calmer la douleur , & à fortifier
toute la conftitution. L'appareil fera mis
de manière à prévenir toute fluxion fur
la partie, ou l'on n'avancera point.

Je n'ai jamais remarqué que la fuppreffion de l'écoulement occafionnât le
moindre inconvénient à cette efpèce d'ulcère , quoique les topiques deftinés à
cet effet caufaffent beaucoup de douleur au premier appareil. Dans les cas
difficultueux , j'ai fait ufage d'un cataplafme légèrement fuppuratif pendant

très-peu de temps, afin de nettoyer la peau, & de faire vider les glandes qui étoient un peu enflammées & obstruées. J'emploie ensuite quelques digestifs pendant deux ou trois jours pour les parties les plus profondes de l'ulcère : après quoi j'y applique un onguent fait de parties égales de vrai bol d'Arménie & de pommade de Goulard, ou du cérat, auquel j'ajoute du safran de mars très-fin, au lieu de (1) pierre calaminaire pulvérisée. Pendant ce temps-là, si la peau est affectée, je couvre tout le membre d'onguent dessicatif rouge. J'y substitue bientôt une compresse trempée dans une (2) solution dessicative, pour éviter de charger trop de temps la peau avec l'onguent.

En employant ces remèdes, il est quelquefois utile de faire prendre l'ex-

____

(1) Dont se servoit Wiseman. M. Camper en approuvoit aussi l'usage. *

(2) Faite avec du *sucre de saturne* & du *cérat blanc*. Voyez Lewis pour ce cérat. *

trait de ciguë, *l'eau de chaux* (1) *moins compofée*, quand la douleur eſt aſſez calmée pour qu'on n'ait plus beſoin de l'opium, & lorſque le quinquina n'eſt pas indiqué. Si ces moyens ne ſuffiſent pas, on aura recours à la ſolution aſtringente, ou à l'onguent dont je vais bientôt parler, & qui feront certainement efficaces. On peut les regarder comme une addition très-avantageuſe à la pharmacie chirurgicale. C'eſt naturellement le remède convenable aux petits ulcères accompagnés de cette affection de la peau ; laquelle affection en fait ſortir une vapeur ſemblable à celle de l'eau bouillante. Je ne crains pas de la ſupprimer par ce moyen, après avoir appliqué un cataplaſme pendant quelques jours. En effet, j'ai vu que les médicamens étoient inutiles pour cet effet.

Si toute la jambe a été entrepriſe, il reſte pendant très long-temps une eſ-

____

(1) Voyez Lewis, *Diſpenſ.* *

pèce de croûte épaiſſe , qu'il ne faut pas ſe preſſer de faire tomber. On peut néanmoins mettre de temps en temps ſur la partie, un peu d'onguent bleu (1), ou la laver avec la ſolution deſſicative, juſqu'à ce que la croûte tombe par deſquammation, ou s'enlève aiſément : alors on peut être ſûr que la peau eſt ſaine & parfaitement douce au deſſous

Dans tous ces cas, on mettra de temps à autre ſous le bandage un coupon de ſoie huilé, quand la croûte commencera à partir, quand bien même il y auroit quelques petits ulcères qui ne ſeroient pas guéris. On hâtera par ce moyen la deſquammation , & la jambe deviendra plus molle & plus ſouple. On le portera même encore quelque temps après parfaite guériſon. Cependant il n'y aura pas de mal de le quitter de temps à autre , s'il donne trop de molleſſe à la peau.

---

(1) *Unguentum cærul. mitius.* Voyez Lewis, *Diſpenſ.* *

On fe contentera pour lors du bandage de flanelle.

Je paffe à l'ulcère phagédénique. En parlant du traitement, je dirai tout ce qu'il fera utile de faire dans les autres cas d'ulcères confidérables & difficiles à guérir, claffés fous cette divifion générale.

Cet ulcère eft toujours accompagné d'un calus (1) opiniâtre fur les bords, & à quelques autres parties de fa furface. Souvent il eft marqué de raies rouges : il paroît fordide, luifant (2), doux au tact, ou il reffemble à une plaie récente d'où il a été comme arraché un lambeau par la dent d'un animal. Peu de chofe l'offenfe : il gagne & ronge comme un chancre à l'application des (3) efcaro-

---

(1) La réflexion que fait M. Camper, fur la callofité des ulcères en général, mérite toute l'attention des Praticiens, p. 169. *

(2) L'Auteur dit encore ici *glaffy*, vitreux. *

(3) Voyez *Freke*. Paré dit auffi d'après Ga-

tiques ordinaires, & même quelquefois
de tout autre remède ; la matière âcre
s'ouvrant une voie entre les muscles,
détruisant le tissu cellulaire, ou perçant
à travers la peau.

Les bords en sont toujours irréguliers,
de mauvaise mine, souvent tuméfiés.
Les vaisseaux sanguins y forment des
stries rouges, comme on en voit au
fond d'un ulcère, & saignent au moindre
contact. Cet ulcère est plus commun
parmi les pauvres dont le sang est épuisé
par l'excès du travail, ou par la débauche. Rien de plus difficile à guérir.
S'il est grand, il élude toutes les tentatives des plus habiles Chirurgiens des
hôpitaux.

Il y a cependant plus d'un moyen pour

---

lien : » *Nam diuturnior, & copiosior siccantium
& detergentium usus ulcera excavat in dies. Quare
prudens videbit Medicus quando à valentioribus
detergentibus, & corrodentibus ad mitiora sit di-
gradiendum,* « l. 12, c. 9.

dompter nombre de ces ulcères opiniâtres. Le quinquina fur-tout eſt ici d'un
puiſſant ſecours. Dans certaines conſtitutions dont j'ai parlé, il devient encore
plus efficace, ſi on y joint des aromates.

Quoique le repos ne ſoit pas abſolument néceſſaire pour le traitement,
le malade ne fera pas mal de s'y aſtreindre.
Une fomentation continuée pendant
quelques jours, un cataplaſme (1) ſuppuratif ſoutenu par un bandage peu ſerré
pendant une ſemaine à peu près, calmeront toujours les plus fâcheux ſymptômes, au point même de rendre l'ulcère
plus traitable par les moyens ordinaires.

Cet appareil a ſur-tout l'avantage d'ab-
ſorber & d'envelopper ainſi l'écoulement acrimonieux & cauſtique, au lieu

---

(1) Le malade ſe trouvera bien de marcher
chez lui avec ce cataplaſme, & d'aller même
juſques chez le Chirurgien pour ſe faire panſer.
Mais, avec le cataplaſme de lait & de mie de
pain, il faut du repos, & ſe tenir même chaudement au lit.

qu'avec la plupart des autres appareils, il aggrave beaucoup le mal.

Dès que les bords s'amolliffent, qu'ils n'ont plus d'afpérité, & qu'ils fe couvrent d'une peau fine, on peut difcontinuer le cataplafme, & panfer l'ulcère avec un doux fuppuratif, auquel on mêlera un peu de. cérat de faturne. Ces ulcères irritables s'en accommodent on ne peut mieux. On pourra auffi employer quelquefois le cérat avec le fafran de mars : mais à cet état de l'ulcère, la pommade de Goulard, & le bol mentionné (1) feront le meilleur remède.

La plaie deviendra plus traitable par ces moyens, & fe prêtera à des remèdes plus effectifs. On s'appercevra de ce changement, tant par la différente mine de

____

(1) Outre l'expérience, les anciens Ecrivains du temps de Galien confirment l'ufage avantageux de ces onguens. Galien confeille toujours quelque préparation de plomb avec les terres abforbantes ou d'autres poudres, pour les ulcères malins & rongeans.

l'ulcère, qu'en mêlant de temps à autre un peu de précipité rouge avec le digeſtif. Si la plaie en ſoutient l'impreſſion, l'on verra un changement conſidérable en très-peu de jours. Les premiers grains charnus ne tarderont pas à ſe former ; les calloſités diſparoîtront , effet qu'on peut accélérer par de légères ſcarifications répétées ; les creux ſe rempliront , & l'on n'aura probablement plus de difficultés à vaincre.

Je ne puis m'empêcher de répéter encore *feſtina lentè* : car la lenteur eſt extrêmement néceſſaire dans la cure des ulcères des extremités inférieures. Si l'on trouve que les eſcarotiques modérés & les forts digeſtifs ne conviennent pas , il faut recourir aux adouciſſans , tels que ceux dont j'ai parlé ; ou quelquefois à des ſuppuratifs plus énergiques , ſelon la différente mine de la plaie. De temps en temps on y emploiera même un peu de précipité , ſi la cure ſemble ne pas avancer.

C'eſt avec ce traitement que j'ai réuſſi dans les cas les plus difficultueux de cette eſpèce , & qui d'abord n'avoient pu ſe laiſſer traiter avec les digeſtifs & les déterſifs ordinaires. Je penſe auſſi que ces moyens réuſſiront très-bien ſi l'ulcère eſt petit. S'il eſt grand au contraire, il ne guérira qu'en y joignant le repos. Mais, d'un autre côté, le repos met les ulcères guéris dans le cas de récidive.

Quant à ces cas-ci, M. Freke a parlé très-poſitivement des effets de ſon cataplaſme ſuppuratif : mais il ſeroit ſans doute inſuffiſant , lorſqu'il y a de grands fungus , ou ſi ces fungus ont duré long-temps.

Quelquefois ces maux s'enracinent trop avant ; les calloſités deviennent trop dures pour qu'on puiſſe procurer aucune décharge à la partie ; & quelque ſuppuratif que ſoit le cataplaſme , il n'a pas aſſez de force pour répondre aux vues du traitement : quoi qu'il en ſoit, il faut enlever les parties endurcies.

Je profite de l'occafion pour indiquer un procédé qui, dans ces cas-ci, m'a paru préférable au cautére ou à l'excifion faite avec le tranchant de l'inftrument. En effet, ce procédé n'eft pas fi cruel. Je conviens d'abord qu'on rencontre rarement des fungus qui puiffent inquiéter avec mon plan, & que d'ailleurs l'exercice & le bandage préviennent prefque toujours : mais il s'en préfente quelquefois de tout formé à l'homme de l'art ; & c'eft en général la conféquence du mauvais fond d'un ulcère.

Si donc le fungus s'élève fur un collet étroit, on peut affez fouvent le faire difparoître en preffant un peu de charpie très-fine autour de fa bafe : fi cela eft impoffible, on le ferrera avec une ligature. Dans le cas où cette bafe auroit beaucoup d'étendue, & fi le fungus ne paroiffoit pas difpofé à céder aux digeftifs & au bandage (comme cèdent ordinairement les fungus mollets, vu que le fond de l'ulcère est alors moins souvent mal sain) il suffira, en nombre de cas, de faire une profonde incision à son fond : après quoi il cède la plupart du temps aux digestifs & au bandage.

Si ce procédé étoit insuffisant, on répandroit un peu d'escarotique entre les lèvres, en répétant cette opération jusqu'à ce que le fungus s'affaisse. Cela une fois fait, on continuera les digestifs convenables pour entretenir la décharge : dès-lors on parviendra à ce que M. Freke espéroit de son cataplasme suppuratif, sans astreindre avec absurdité le malade à tenir sa jambe en repos, quoique M. Freke en fît une partie essentielle de son traitement.

Le grand ulcère phagédénique est le seul qui puisse présenter de grandes difficultés à un Chirurgien expérimenté. Les petits de cette espèce, quelque anciens qu'ils soient, & quelque âge qu'ait le sujet, se guérissent, comme je l'ai vu, avec facilité, promptitude & sûreté, par les moyens ci-devant indiqués, quoiqu'ils aient réfifté à différens autres traitemens fort longs, pendant lefquels les malades s'étoient même aftreints au repos : mais le grand ulcère de cette efpèce met toutes les reffources de l'art & la patience du Chirurgien à l'épreuve.

D'après ce que j'ai pu voir, je hafarderai quelques avis à cet égard. Je conviens cependant que le manque d'occafions a borné mon expérience relativement aux plus mauvais ulcères de cette claffe. Comme ces maux ne fe trouvent guère que parmi les indigens, on n'a prefque lieu de les obferver que dans les hôpitaux. Auffi ai-je pris le parti de vifiter foigneufement ces lieux, pour faire quelques remarques fur les ulcères des jambes, dans le deffein de comparer les cas les plus difficultueux, avec ceux que je traitois ailleurs. La pauvreté, la mifère, la mauvaife manière de vivre de ces fujets, aggrave toujours le mal ; & quelque réfléchi que foit le plan d'un traitement, ils rendent prefque tout impraticable par leur indocilité : il n'eft donc pas rare de voir leurs ulcères s'opiniâtrer contre toutes les reffources de l'art.

Si l'on emploie des remèdes très-actifs en forme d'onguent, on les appliquera avec avantage, moyennant un morceau très-fin d'éponge, fur les ulcères très-grands & très-irritables. Les forts déterfifs appliqués de cette manière, feront très-utiles pendant le peu de temps qu'ils feront néceffaires : autrement ces topiques rongeroient la plaie, & la rendroient plus profonde, en lui donnant d'ailleurs la plus mauvaife mine. J'imaginai cet appareil d'après ce que dit Ficke de fon cataplafme, favoir, *qu'il abforbe l'écoulement acrimonieux de l'ulcère.*

Ceci me fit réfléchir fur l'ufage fréquent que les anciens faifoient de (.)

____

(1) L'Auteur avoit-il ici fous les yeux ce que dit M. Camper fur l'ufage trop négligé de

l'éponge, & que les modernes ont eu tort de bannir de la pratique sans aucune restriction. C'est cependant en nombre de cas un des moyens les plus convenables pour appliquer un topique sur une plaie. Je ne vois pas qu'on puisse en révoquer l'utilité en doute : on aura seulement soin de ne pas s'en servir long-temps. Tout Chirurgien expérimenté saura de lui-même la conduite qu'il doit tenir.

Il y a néanmoins un ulcère phagédénique, très-grand, qui ne souffre aucun topique gras ; au moins ne sera-t-il jamais guéri que quand on en aura changé l'état, c'est-à-dire, quand la surface en sera resserrée. Cet ulcère ne contient pas d'humeur virulente qu'on

---

l'éponge : » *Interea præterire non possum veteres adhibuisse spongias, easque vino, vel alio levi astringente fotu ebrias admovisse, &c. Quo fato contigerit nescio, ut artus hic & commodissimus modus eviluerit, &c.* « p. 298. *

doive faire couler, comme on l'a soup-
çonné. Il n'y a non plus rien ici d'irritant,
dont la Nature ne puisse d'ailleurs se
débarrasser.

Les faits me semblent prouver ce que
je dis ; car non-seulement les sujets
jouissent d'une bonne santé lorsqu'ils
sont délivrés de l'ulcère, & qu'ils ont
obtenu le libre usage de la jambe par
une douloureuse opération ; mais la cure
complète de plusieurs ulcères, du nombre des plus mauvais, prouve aussi que
l'idée de ce prétendu virus est plutôt
un faux prétexte pour s'excuser des mauvais succès, qu'une allégation bien fondée. Les Empiriques ont guéri les ulcères dans toutes les circonstances, sans
qu'il en soit résulté aucune fâcheuse
conséquence. Nous avons ignoré leur
méthode curative : nous nous sommes
contentés de supposer leur procédé aussi
absurde qu'il nous a plu, & de douter
des guérisons que nous n'avions pas été
capables d'effectuer ! *hoc opus, hic la-*
bor est.

Je voudrois que mes confrères fiffent les mêmes tentatives : ils réuffiroient fans doute plus fouvent qu'on ne penfe. Le moyen le plus fûr eft peut-être de faire d'abord ceffer l'affection locale, c'eft-à-dire, le relâchement, & en conféquence l'état irritable de la partie.

C'eft là fans doute le plus fouvent le principal obftacle qui s'oppofe à la guérifon. Il feroit facile de le prouver, tant par nombre de cas où les ulcères guériffent, que par ceux où ces plaies, après avoir donné les meilleures efpérances, deviennent pâles, fe gangrènent, ou au moins n'avancent plus. Je fuis perfuadé que tout Chirurgien inftruit s'en eft apperçu comme moi, & qu'il ne regardera pas mon idée comme une chimère.

Je ne prétends cependant pas qu'il faille deffécher promptement l'ulcère, comme s'il ne s'agiffoit que d'une écorchure au doigt. On dégorgera d'abord les vaiffeaux de la partie : on tâchera

de produire une bonne digeſtion dans
la plaie , & on la détergera : on appliquera les eſcarotiques , s'il eſt beſoin ;
& l'on traitera cette plaie (comme il a
été dit dans la première partie de cet
ouvrage) auſſi long-temps que la nature
voudra ſe prêter ; mais dès qu'elle deviendra indolente , ou ne pourra être
animée par des topiques ſtimulans & par
l'exercice ; ſi même ces topiques l'offenſent , le parti qu'il y aura à prendre ,
ſe préſente de lui même à l'homme attentif : il faut reſſerrer l'ulcère , & diſpoſer les parties à ſe rapprocher. On verra
bientôt la plaie devenir plus louable , &
avoir un air de fraîcheur qui promet
guériſon. Ce ſigne m'a toujours fait connoître que je ne me trompoi pas , & que
les moyens curatifs que j'employois
étoient bons.

Si au contraire on commençoit trop
tôt cette aſtriction , ſur-tout dès le premier abord , le traitement ſeroit des plus
déraiſonnables , & jamais on ne parvien-

droit à la guérifon, au moins ne fe maintiendroit-elle pas long-temps : voilà pourquoi je m'oppofe à ce qu'on emploie trop tôt les topiques defficcatifs, fur lefquels certains Empiriques fondent toute leur befogne ; tels font l'eau végéto-minérale, la teinture de myrrhe, la charpie fèche & les lames de plomb. On les emploiera au contraire avec fuccès au dernier période, lorfque les ulcères font nettoyés, & que la nature femble s'affaiffer fous les efforts qu'elle fait pour couvrir une grande furface qu'elle ne peut contracter d'elle-même.

J'obferverai ici qu'il y a peu de parties où l'on voie d'auffi grands u'cères qu'aux jambes ; ulcères dont la furface doit être entièrement recouverte d'une nouvelle peau. Dans les amputations des membres, ou d'une tumeur confidérable, on a foin de laiffer un grand lambeau de peau (1). C'eft par cette raifon que la

____

(1) L'Auteur ne parle pas ici bien exactement. On peut voir dans l'excellent Ouvrage

cicatrice eſt toujours très-petite, quoique
peu de jours après l'opération, la plaie
ſe ſoit trouvée très-large. Voilà auſſi
pourquoi l'on voit guérir promptement
des plaies d'une très-grande dimenſion.

Mais il y a ſouvent de très-grandes
difficultés à fermer une plaie produite
par une brûlure, à quelque partie que
ce ſoit, lorſque la vraie peau & la membrane adipeuſe ont été très-endommagées dans une large dimenſion. Ces
cas-ci reſſemblent à cet égard aux ulcères dont il s'agit, & qui ne ſont recouverts qu'en partie de la vieille peau,
le reſte de la ſurface devant abſolument
l'être d'une neuve. Dans ces cas-ci, la
lotion dont j'ai parlé ſera très-utile, en
ce qu'elle aide la nature à contracter la
ſurface, & à diminuer les autres dimen-
ſions de l'ulcère.

Mais il ne faut pas faire cette aſtriction

---

anglois de M. Allanſon, qu'on laiſſe des chairs
avec la peau. *Traité des amputations.* *

aux ulcères des jambes pendant toute la cure, ni même plus qu'il n'eſt abſolument néceſſaire. On la diminuera peu à peu, de ſorte qu'au dernier période on n'emploie que des moyens ordinaires, & avec les précautions que j'ai indiquées.

On emploiera ſouvent la ſolution pour laver uniquement la ſurface de l'ulcère, où on l'appliquera avec un double linge (car la charpie s'attache trop à la ſurface), après avoir garni les bords avec un doux cérat, & dans les plus mauvais cas, pour empêcher que rien ne s'attache trop à la peau, & que la décharge de la plaie ne s'arrête. Ce linge ſera donc un peu plus large que l'ulcère.

Il y a cependant quelques grands ulcères qui exigent un traitement plus effectif. On y appliquera la ſolution avec plus d'avantage en ſe ſervant d'un morceau fin d'éponge. A meſure que l'ulcère ſe deſſèche & ſe contracte, on y verra poindre les premiers grains charnus, & la furface faignera en ôtant l'appareil. Il faut alors y fubftituer une tranche de mie de pain frais pendant un peu plus de temps : elle abforbera auffi bien l'écoulement acrimonieux ; cependant cela n'eft néceffaire que quand l'ulcère eft très-large, & paroît difpofé à s'étendre davantage, ou ne fe prête pas à la guérifon.

S'il fe rencontre des cas où l'on ait befoin de mie de pain pour appliquer la folution pendant plufieurs jours de fuite ; ce panfement paroiffant trop groffier, on pourra prendre de ce qui fait la bafe de la folution, le triturer très-fin avec quelques gouttes d'huile d'olive, pour en faire un onguent : on y joindra quelques fuppuratifs plus ou moins puiffans. Du refte, on fe réglera par les circonftances.

Dans le cas où l'on ne rencontreroit aucune de ces difficultés en quittant l'appareil de l'éponge, on appliqueroit fur

l'ulcère un linge trempé dans la solution :
il suffiroit même de le laver avec cette
solution, & d'appliquer un doux digestif ;
ou dans les cas opiniâtres, le cérat avec
le safran de mars, ou la pommade de
Goulard & le bol mentionné. On y
ajouteroit quelquefois utilement un peu
de précipité ou de sublimé, si l'ulcère a été
dans un état fort irritable, & si l'on craint
qu'il ne soit pas suffisamment digéré.

Quelques-uns de ces grands ulcères
phagédéniques sont d'une couleur verdâtre sombre, excessivement sordides &
crus, si douloureux même, qu'on ne peut
les traiter avec les détersifs : ces topiques
au contraire ne font que les irriter. On
les déterge néanmoins avec une ou deux
lotions d'eau analogue à l'eau phagédénique ordinaire ; car celle-ci est trop
active (1) pour être appliquée de cette
manière sur de grands ulcères.

-----

(1) C'est une préparation mal vue, faite
d'après des principes erronés, & qui ne répond nullement au but qu'on se propose.

Quand on jugera que les onguens mercuriels feront avantageux, on emploiera le *cérat citrin* qui eſt un des plus actifs, ou une once de *baſilicum jaune*, avec un ſcrupule de ſublimé; ce qui fera un excellent déterſif. Néanmoins ces topiques ſont fort douloureux, & ne doivent jamais être plus larges que l'ulcère; car ils cauſeroient des puſtules tout autour, & donneroient lieu à une inflammation éryſipélateuſe.

La lotion que je viens d'indiquer, eſt en effet généralement préférable. Je l'ai appelée déterſive, pour la diſtinguer de celle dont j'ai parlé plus haut.

Elle conſiſte en *une ſolution de ſel de mars, d'un peu de ſublimé.*

On y fait bien tremper une tranche épaiſſe de mie de pain frais : on l'applique avec une bande en allant au lit. Quelquefois elle nettoie la plaie en une nuit, & produit un écoulement de pus louable, tel qu'on peut le deſirer. Il n'eſt pas néceſſaire de réitérer cela fréquemment.

vapeur femblable à celle de l'eau bouillante.

J'ai vu dans ce cas-ci , les cataplafmes
& les fomentations devenir inutiles ,
quoiqu'on en eût fait un long ufage :
ou l'ulcère ne s'eft pas guéri , ou il s'eft
rouvert immédiatement en différens endroits , & même avec plus de douleur
qu'auparavant. Les purgatifs font pareillement inutiles ici. Quant aux médicamens internes , l'opium & le quinquina
y paroiffent très-avantageux ; car il faut
fonger à calmer la douleur , & à fortifier
toute la conftitution. L'appareil fera mis
de manière à prévenir toute fluxion fur
la partie , ou l'on n'avancera point.

Je n'ai jamais remarqué que la fuppreffion de l'écoulement occafionnât le
moindre inconvénient à cette efpèce d'ulcère , quoique les topiques deftinés à
cet effet caufaffent beaucoup de douleur au premier appareil. Dans les cas
difficultueux , j'ai fait ufage d'un cataplafme légèrement fuppuratif pendant

G

très-peu de temps, afin de nettoyer la peau, & de faire vider les glandes qui étoient un peu enflammées & obstruées. J'emploie ensuite quelques digestifs pendant deux ou trois jours pour les parties les plus profondes de l'ulcère : après quoi j'y applique un onguent fait de parties égales de vrai bol d'Arménie & de pommade de Goulard, ou du cérat, auquel j'ajoute du safran de mars très-fin, au lieu de (1) pierre calaminaire pulvérisée. Pendant ce temps-là, si la peau est affectée, je couvre tout le membre d'onguent dessicatif rouge. J'y substitue bientôt une compresse trempée dans une (2) solution dessicative, pour éviter de charger trop de temps la peau avec l'onguent.

En employant ces remèdes, il est quelquefois utile de faire prendre l'ex-

---

(1) Dont se servoit Wiseman. M. Camper en approuvoit aussi l'usage. *

(2) Faite avec du *sucre de saturne* & du *cérat blanc*, Voyez Lewis pour ce cérat. *

trait de ciguë, *l'eau de chaux* (1) *moins compoſée*, quand la douleur eſt aſſez calmée pour qu'on n'ait plus beſoin de l'opium, & lorſque le quinquina n'eſt pas indiqué. Si ces moyens ne ſuffiſent pas, on aura recours à la ſolution aſtringente, ou à l'onguent dont je vais bientôt parler, & qui feront certainement efficaces. On peut les regarder comme une addition très-avantageuſe à la pharmacie chirurgicale. C'eſt naturellement le remède convenable aux petits ulcères accompagnés de cette affection de la peau ; laquelle affection en fait ſortir une vapeur ſemblable à celle de l'eau bouillante. Je ne crains pas de la ſupprimer par ce moyen, après avoir appliqué un cataplaſme pendant quelques jours. En effet, j'ai vu que les médicamens étoient inutiles pour cet effet.

Si toute la jambe a été entrepriſe, il reſte pendant très long-temps une eſ

---

(1) Voyez Lewis, *Diſpenſ.* *

G ij

pèce de croûte épaiffe , qu'il ne faut pas fe preffer de faire tomber. On peut néanmoins mettre de temps en temps fur la partie, un peu d'onguent bleu (1), ou la laver avec la folution defficative, jufqu'à ce que la croûte tombe par defquammation, ou s'enlève aifément : alors on peut être fûr que la peau eft faine & parfaitement douce au deffous

Dans tous ces cas, on mettra de temps à autre fous le bandage un coupon de foie huilé, quand la croûte commencera à partir, quand bien même il y auroit quelques petits ulcères qui ne feroient pas guéris. On hâtera par ce moyen la defquammation , & la jambe deviendra plus molle & plus fouple. On le portera même encore quelque temps après par-faite guérifon. Cependant il n'y aura pas de mal de le quitter de temps à autre , s'il donne trop de molleffe à la peau.

----

(1) *Unguentum cœrul. mitius.* Voyez Lewis, *Difpenf.*

On fe contentera pour lors du bandage de flanelle.

Je paffe à l'ulcère phagédénique. En parlant du traitement, je dirai tout ce qu'il fera utile de faire dans les autres cas d'ulcères confidérables & difficiles à guérir, claffés fous cette divifion générale.

Cet ulcère eft toujours accompagné d'un calus (1) opiniâtre fur les bords, & à quelques autres parties de fa furface. Souvent il eft marqué de raies rouges : il paroît fordide, luifant (2), doux au tact, ou il reffemble à une plaie récente d'où il a été comme arraché un lambeau par la dent d'un animal. Peu de chofe l'offenfe : il gagne & ronge comme un chancre à l'application des (3) efcaro-

---

(1) La réflexion que fait M. Camper, fur la callofité des ulcères en général, mérite toute l'attention des Praticiens, p. 169. *

(2) L'Auteur dit encore ici *glaffy*, vitreux. *

(3) Voyez *Freke.* Paré dit auffi d'après Ga-

tiques ordinaires, & même quelquefois de tout autre remède ; la matière âcre s'ouvrant une voie entre les muscles, détruisant le tissu cellulaire, ou perçant à travers la peau.

Les bords en sont toujours irréguliers, de mauvaise mine, souvent tuméfiés. Les vaisseaux sanguins y forment des stries rouges, comme on en voit au fond d'un ulcère, & saignent au moindre contact. Cet ulcère est plus commun parmi les pauvres dont le sang est épuisé par l'excès du travail, ou par la débauche. Rien de plus difficile à guérir. S'il est grand, il élude toutes les tentatives des plus habiles Chirurgiens des hôpitaux.

Il y a cependant plus d'un moyen pour

---

lien : » *Nam diuturnior, & copiosior siccantium & detergentium usus ulcera excavat in dies. Quare prudens videbit Medicus quando à valentioribus detergentibus, & corrodenti us ad mitiora sit digrediendum,* « l. 12, c. 9.

dompter nombre de ces ulcères opiniâtres. Le quinquina sur-tout est ici d'un puissant secours. Dans certaines constitutions dont j'ai parlé, il devient encore plus efficace, si on y joint des aromates.

Quoique le repos ne soit pas absolument nécessaire pour le traitement, le malade ne fera pas mal de s'y astreindre. Une fomentation continuée pendant quelques jours, un cataplasme (1) suppuratif soutenu par un bandage peu serré pendant une semaine à peu près, calmeront toujours les plus fâcheux symptômes, au point même de rendre l'ulcère plus traitable par les moyens ordinaires.

Cet appareil a sur-tout l'avantage d'absorber & d'envelopper ainsi l'écoulement acrimonieux & caustique, au lieu

____

(1) Le malade se trouvera bien de marcher chez lui avec ce cataplasme, & d'aller même jusques chez le Chirurgien pour se faire panser. Mais, avec le cataplasme de lait & de mie de pain, il faut du repos, & se tenir même chaudement au lit.

qu'avec la plupart des autres appareils, il aggrave beaucoup le mal.

Dès que les bords s'amolliſſent, qu'ils n'ont plus d'aſpérité, & qu'ils ſe couvrent d'une peau fine, on peut diſcontinuer le cataplaſme, & panſer l'ulcère avec un doux ſuppuratif, auquel on mêlera un peu de cérat de ſaturne. Ces ulcères irritables s'en accommodent on ne peut mieux. On pourra auſſi employer quelquefois le cérat avec le ſafran de mars : mais à cet état de l'ulcère, la pommade de Goulard, & le bol mentionné (1) feront le meilleur remède.

La plaie deviendra plus traitable par ces moyens, & ſe prêtera à des remèdes plus effectifs. On s'appercevra de ce changement, tant par la différente mine de

______

(1) Outre l'expérience, les anciens Ecrivains du temps de Galien confirment l'uſage avantageux de ces onguens. Galien conſeille toujours quelque préparation de plomb avec les terres abſorbantes ou d'autres poudres, pour les ulcères malins & rongeans.

l'ulcère, qu'en mêlant de temps à autre un peu de précipité rouge avec le digestif. Si la plaie en soutient l'impreffion, l'on verra un changement confidérable en très-peu de jours. Les premiers grains charnus ne tarderont pas à fe former ; les callofités difparoîtront, effet qu'on peut accélérer par de légères fcarifications répétées ; les creux fe rempliront, & l'on n'aura probablement plus de difficultés à vaincre.

Je ne puis m'empêcher de répéter encore *feftina lentè :* car la lenteur eft extrêmement néceffaire dans la cure des ulcères des extremités inférieures. Si l'on trouve que les efcarotiques modérés & les forts digeftifs ne conviennent pas, il faut recourir aux adouciffans, tels que ceux dont j'ai parlé ; ou quelquefois à des fuppuratifs plus énergiques, felon la différente mine de la plaie. De temps en temps on y emploiera même un peu de précipité, fi la cure femble ne pas avancer.

G ç

C'eſt avec ce traitement que j'ai réuſſi dans les cas les plus difficultueux de cette eſpèce, & qui d'abord n'avoient pu ſe laiſſer traiter avec les digeſtifs & les déterſifs ordinaires. Je penſe auſſi que ces moyens réuſſiront très-bien ſi l'ulcère eſt petit. S'il eſt grand au contraire, il ne guérira qu'en y joignant le repos. Mais, d'un autre côté, le repos met les ulcères guéris dans le cas de récidive.

Quant à ces cas-ci, M. Freke a parlé très-poſitivement des effets de ſon catap'aſme ſuppuratif : mais il ſeroit ſans doute inſuffiſant, lorſqu'il y a de grands fungus, ou ſi ces fungus ont duré long-temps.

Quelquefois ces maux s'enracinent trop avant ; les calloſités deviennent trop dures pour qu'on puiſſe procurer aucune décharge à la partie ; & quelque ſuppuratif que ſoit le cataplaſme, il n'a pas aſſez de force pour répondre aux vues du traitement : quoi qu'il en ſoit, il faut enlever les parties endurcies.

Je profite de l'occafion pour indiquer un procédé qui , dans ces cas-ci , m'a paru préférable au cautére ou à l'excifion faite avec le tranchant de l'inftrument. En effet , ce procédé n'eft pas fi cruel. Je conviens d'abord qu'on rencontre rarement des fungus qui puiffent inquiéter avec mon plan , & que d'ailleurs l'exercice & le bandage préviennent prefque toujours : mais il s'en préfente quelquefois de tout formé à l'homme de l'art ; & c'eft en général la conféquence du mauvais fond d'un ulcère.

Si donc le fungus s'élève fur un collet étroit , on peut affez fouvent le faire difparoître en preffant un peu de charpie très-fine autour de fa bafe : fi cela eft impoffible , on le ferrera avec une ligature. Dans le cas où cette bafe auroit beaucoup d'étendue , & fi le fungus ne paroiffoit pas difpofé à céder aux digeftifs & au bandage (comme cèdent ordinairement les fungus mollets , vu que le fond de l'ulcère est alors moins souvent mal sain) il suffira, en nombre de cas, de faire une profonde incision à son fond : après quoi il cède la plupart du temps aux digestifs & au bandage.

Si ce procédé étoit insuffisant, on répandroit un peu d'escarotique entre les lèvres, en répétant cette opération jusqu'à ce que le fungus s'affaisse. Cela une fois fait, on continuera les digestifs convenables pour entretenir la décharge : dès-lors on parviendra à ce que M. Freke espéroit de son cataplasme suppuratif, sans astreindre avec absurdité le malade à tenir sa jambe en repos, quoique M. Freke en fît une partie essentielle de son traitement.

Le grand ulcère phagédénique est le seul qui puisse présenter de grandes difficultés à un Chirurgien expérimenté. Les petits de cette espèce, quelque anciens qu'ils soient, & quelque âge qu'ait le sujet, se guérissent, comme je l'ai vu, avec facilité, promptitude & sûreté, par les moyens ci-devant indiqués, quoiqu'ils aient réſiſté à différens autres traitemens fort longs, pendant leſquels les malades s'étoient même aſtreints au repos : mais le grand ulcère de cette eſpèce met toutes les reſſources de l'art & la patience du Chirurgien à l'épreuve.

D'après ce que j'ai pu voir, je haſarderai quelques avis à cet égard. Je conviens cependant que le manque d'occaſions a borné mon expérience relativement aux plus mauvais ulcères de cette claſſe. Comme ces maux ne ſe trouvent guère que parmi les indigens, on n'a preſque lieu de les obſerver que dans les hôpitaux. Auſſi ai-je pris le parti de viſiter ſoigneuſement ces lieux, pour faire quelques remarques ſur les ulcères des jambes, dans le deſſein de comparer les cas les plus difficultueux, avec ceux que je traitois ailleurs. La pauvreté, la miſère, la mauvaiſe manière de vivre de ces ſujets, aggrave toujours le mal ; & quelque réfléchi que soit le plan d'un traitement, ils rendent presque tout impraticable par leur indocilité : il n'est donc pas rare de voir leurs ulcères s'opiniâtrer contre toutes les ressources de l'art.

Si l'on emploie des remèdes très-actifs en forme d'onguent, on les appliquera avec avantage, moyennant un morceau très-fin d'éponge, sur les ulcères très-grands & très-irritables. Les forts détersifs appliqués de cette manière, feront très-utiles pendant le peu de temps qu'ils feront nécessaires : autrement ces topiques rongeroient la plaie, & la rendroient plus profonde, en lui donnant d'ailleurs la plus mauvaise mine. J'imaginai cet appareil d'après ce que dit Freke de son cataplasme, savoir, *qu'il absorbe l'écoulement acrimonieux de l'ulcère.*

Ceci me fit réfléchir sur l'usage fréquent que les anciens faisoient de (1)

____

(1) L'Auteur avoit-il ici sous les yeux ce que dit M. Camper sur l'usage trop négligé de

l'éponge, & que les modernes ont eu tort de bannir de la pratique ſans aucune reſtriction. C'eſt cependant en nombre de cas un des moyens les plus convenables pour appliquer un topique ſur une plaie. Je ne vois pas qu'on puiſſe en révoquer l'utilité en doute : on aura ſeulement ſoin de ne pas s'en ſervir long-temps. Tout Chirurgien expérimenté ſaura de lui-même la conduite qu'il doit tenir.

Il y a néanmoins un ulcère phagédénique, très-grand, qui ne ſouffre aucun topique gras ; au moins ne ſera-t-il jamais guéri que quand on en aura changé l'état, c'eſt-à-dire, quand la ſurface en ſera reſſerrée. Cet ulcère ne contient pas d'humeur virulente qu'on

---

l'éponge : » *Interea præterire non poſſum veteres adhibuiſſe ſpongias, eaſque viro, vel alio levi aſtringente fotu ebrias admoviſſe, &c. Quo fato contigerit neſcio, ut aptus hic & commodiſſimus modus eviluerit, &c.* « p. 208. *

doive faire couler , comme on l'a foup-
çonné. il n'y a non plus rien ici d'irritant,
dont la Nature ne puiffe d'ailleurs fe
débarraffer.

Les faits me femblent prouver ce que
je dis ; car non-feulement les fujets
jouiffent d'une bonne fanté lorfqu'ils
font délivrés de l'ulcère , & qu'ils ont
obtenu le libre ufage de la jambe par
une douloureufe opération ; mais la cure
complète de plufieurs ulcères, du nombre des plus mauvais , prouve auffi que
l'idée de ce prétendu virus eft plutôt
un faux prétexte pour s'excufer des mauvais fuccès, qu'une allégation bien fondée. Les Empiriques ont guéri les ulcères dans toutes les circonftances , fans
qu'il en foit réfulté aucune fâcheufe
conféquence. Nous avons ignoré leur
méthode curative : nous nous fommes
contentés de fuppofer leur procédé auffi
abfurde qu'il nous a plu , & de douter
des guérifons que nous n'avions pas été
capables d'effectuer ! *hoc opus , hic labor eft.*

Je voudrois que mes confrères fiffent les mêmes tentatives : ils réuffiroient fans doute plus fouvent qu'on ne penfe. **Le** moyen le plus fûr eft peut-être de faire d'abord ceffer l'affection locale, c'eft-à-dire, le relâchement, & en conféquence l'état irritable de la partie.

C'eft là fans doute le plus fouvent le principal obftacle qui s'oppofe à la guérifon. Il feroit facile de le prouver, tant par nombre de cas où les ulcères guériffent, que par ceux où ces plaies, après avoir donné les meilleures efpérances, deviennent pâles, fe gangrènent, ou au moins n'avancent plus. Je fuis perfuadé que tout Chirurgien inftruit s'en eft apperçu comme moi, & qu'il ne regardera pas mon idée comme une chimère.

Je ne prétends cependant pas qu'il faille deffécher promptement l'ulcère, comme s'il ne s'agiffoit que d'une écorchure au doigt. On dégorgera d'abord les vaiffeaux de la partie : on tâchera de produire une bonne digeſtion dans la plaie , & on la détergera : on appliquera les eſcarotiques , s'il eſt beſoin ; & l'on traitera cette plaie (comme il a été dit dans la première partie de cet ouvrage) auſſi long-temps que la nature voudra ſe prêter ; mais dès qu'elle deviendra indolente , ou ne pourra être animée par des topiques ſtimulans & par l'exercice ; ſi même ces topiques l'offenſent , le parti qu'il y aura à prendre , ſe préſente de lui-même à l'homme attentif : il faut reſſerrer l'ulcère , & diſpoſer les parties à ſe rapprocher. On verra bientôt la plaie devenir plus louable , & avoir un air de fraîcheur qui promet guériſon. Ce ſigne m'a toujours fait connoître que je ne me trompois pas , & que les moyens curatifs que j'employois étoient bons.

Si au contraire on commençoit trop tôt cette aſtriction , ſur-tout dès le premier abord , le traitement ſeroit des plus déraiſonnables, & jamais on ne parviendroit à la guérison, au moins ne se maintiendroit-elle pas long-temps : voilà pourquoi je m'oppose à ce qu'on emploie trop tôt les topiques desticcatifs, sur lesquels certains Empiriques fondent toute leur besogne ; tels sont l'eau végéto-minérale, la teinture de myrrhe, la charpie sèche & les lames de plomb. On les emploiera au contraire avec succès au dernier période, lorsque les ulcères sont nettoyés, & que la nature semble s'affaisser sous les efforts qu'elle fait pour couvrir une grande surface qu'elle ne peut contracter d'elle-même.

J'observerai ici qu'il y a peu de parties où l'on voie d'aussi grands ulcères qu'aux jambes ; ulcères dont la surface doit être entièrement recouverte d'une nouvelle peau. Dans les amputations des membres, ou d'une tumeur considérable, on a soin de laisser un grand lambeau de peau (1). C'est par cette raison que la

____

(1) L'Auteur ne parle pas ici bien exactement. On peut voir dans l'excellent Ouvrage

cicatrice eft toujours très-petite, quoique peu de jours après l'opération, la plaie fe foit trouvée très-large. Voilà auffi pourquoi l'on voit guérir promptement des plaies d'une très-grande dimenfion.

Mais il y a fouvent de très-grandes difficultés à fermer une plaie produite par une brûlure, à quelque partie que ce foit, lorfque la vraie peau & la membrane adipeufe ont été très-endommagées dans une large dimenfion. Ces cas-ci reffemblent à cet égard aux ulcères dont il s'agit, & qui ne font recouverts qu'en partie de la vieille peau, le refte de la furface devant abfolument l'être d'une neuve. Dans ces cas-ci, la lotion dont j'ai parlé fera très-utile, en ce qu'elle aide la nature à contracter la furface, & à diminuer les autres dimenfions de l'ulcère.

Mais il ne faut pas faire cette aftriction

anglois de M. Allanfon, qu'on laiffe des chairs avec la peau. *Traité des amputations.* *

aux ulcères des jambes pendant toute la cure , ni même plus qu'il n'eſt abſolument néceſſaire. On la diminuera peu à peu , de ſorte qu'au dernier période on n'emploie que des moyens ordinaires, & avec les précautions que j'ai indiquées.

On emploiera ſouvent la ſolution pour laver uniquement la ſurface de l'ulcère, où on l'appliquera avec un double linge (car la charpie s'attache trop à la ſurface), après avoir garni les bords avec un doux cérat, & dans les plus mauvais cas , pour empêcher que rien ne s'attache trop à la peau , & que la décharge de la plaie ne s'arrête. Ce linge ſera donc un peu plus large que l'ulcère.

Il y a cependant quelques grands ulcères qui exigent un traitement plus effectif. On y appliquera la ſolution avec plus d'avantage en ſe ſervant d'un morceau fin d'éponge. A meſure que l'ulcère ſe deſſèche & ſe contracte, on y verra

poindre les premiers grains charnus, &
la surface saignera en ôtant l'appareil. Il
faut alors y substituer une tranche de
mie de pain frais pendant un peu plus
de temps : elle absorbera aussi bien
l'écoulement acrimonieux ; cependant
cela n'est nécessaire que quand l'ulcère
est très-large, & paroît disposé à s'étendre
davantage, ou ne se prête pas à la guérison.

S'il se rencontre des cas où l'on ait
besoin de mie de pain pour appliquer la
solution pendant plusieurs jours de suite;
ce pansement paroissant trop grossier, on
pourra prendre de ce qui fait la base de
la solution, le triturer très-fin avec quelques gouttes d'huile d'olive, pour en
faire un onguent : on y joindra quelques suppuratifs plus ou moins puissans.
Du reste, on se réglera par les circonstances.

Dans le cas où l'on ne rencontreroit
aucune de ces difficultés en quittant l'appareil de l'éponge, on appliqueroit sur

l'ulcère un linge trempé dans la solution : il suffiroit même de le laver avec cette solution, & d'appliquer un doux digestif ; ou dans les cas opiniâtres, le cérat avec le safran de mars, ou la pommade de Goulard & le bol mentionné. On y ajouteroit quelquefois utilement un peu de précipité ou de sublimé, si l'ulcère a été dans un état fort irritable, & si l'on craint qu'il ne soit pas suffisamment digéré.

Quelques-uns de ces grands ulcères phagédéniques sont d'une couleur verdâtre sombre, excessivement sordides & crus, si douloureux même, qu'on ne peut les traiter avec les détersifs : ces topiques au contraire ne font que les irriter. On les déterge néanmoins avec une ou deux lotions d'eau analogue à l'eau phagédénique ordinaire ; car celle-ci est trop active (1) pour être appliquée de cette manière sur de grands ulcères.

____

(1) C'est une préparation mal vue, faite d'après des principes erronés, & qui ne répond nullement au but qu'on se propose.

Quand on jugera que les onguens mercuriels feront avantageux, on emploiera le *cérat citrin* qui est un des plus actifs, ou une once de *basilicum jaune*, avec un scrupule de sublimé ; ce qui fera un excellent détersif. Néanmoins ces topiques sont fort douloureux, & ne doivent jamais être plus larges que l'ulcère ; car ils causeroient des pustules tout autour, & donneroient lieu à une inflammation érysipélateuse.

La lotion que je viens d'indiquer, est en effet généralement préférable. Je l'ai appelée détersive, pour la distinguer de celle dont j'ai parlé plus haut.

Elle consiste en *une solution de sel de mars, d'un peu de sublimé.*

On y fait bien tremper une tranche épaisse de mie de pain frais : on l'applique avec une bande en allant au lit. Quelquefois elle nettoie la plaie en une nuit, & produit un écoulement de pus louable, tel qu'on peut le desirer. Il n'est pas nécessaire de réitérer cela fréquemment.

quemment. En général il suffira de bien laver la plaie avec cette lotion avant d'y appliquer les appareils ordinaires.

Si cependant l'ulcère s'étendoit encore peu de tems après, quoiqu'il eût été parfaitement digéré, & qu'il eût paru, pendant certain intervalle, aussi bien que les ulcères ordinaires du bras, on aura recours à la lotion dont j'ai premièrement parlé. On tâchera d'en contracter la surface lâche, & flasque, ce qui s'effectuera très-bien avec les astringens capables de donner du ton & d'échauffer sans relâcher. On sait qu'ils y procurent toujours une apparence plus agréable, & un air de fraîcheur qui tend à l'incarnation, sans que l'ulcère soit disposé à saigner au moindre contact d'une sonde armée. Je dirai en passant qu'on se sert trop librement, & même, en général, sans trop de nécessité, de cette sonde pour nettoyer la surface des ulcères.

Cette lotion est très-simple, mais extrêmement détersive : en vertu de son aftringence, elle rapproche doucement les parties de la furface, & lui donne une mine vermeille, en mettant la nature en action ; mais fans occafionner cette féchereffe qui réfulte toujours des autres aftringens, & particulièrement de l'alun. Quoiqu'en général les topiques aftringens & defficatifs ne conviennent pas ici pour les raifons alléguées, l'expérience prouve qu'il en eft quelques-uns qui, ayant auffi une vertu déterfive, peuvent fouvent être employés avec avantage & fûreté.

Ce n'a pas été fans avoir long-tems fait attention à toutes les circonftances, & à nombre de tentatives réitérées, que j'ai enfin découvert un topique qui nonfeulement refferre les parties, mais nettoie même l'ulcère, en maintient la furface en bon état & la difpofe à la guérifon. En conféquence de la force qu'on donne à ce topique, il diminue ou foutient l'écoulement, accélère la naiffance des grains charnus, donne de l'énergie à la

nature, crifpe les extrémités des vaiffeaux, les fait refferrer & les difpofe à
cicatrifer les bords de l'ulcère.

Cette folution, à laquelle j'ai fouvent
rappelé le lecteur, répondra à toutes
les intentions dans le traitement des
ulcères confidérables & opiniâtres. On
pourra l'employer avec fûreté fans forcer la plaie à fe deffécher, fi on ne s'en
fert pas trop tôt, ou fi on ne la continue
pas trop long-temps. C'eft à la prudence
du Chirurgien à fe régler par les circonftances.

Elle eft faite de *couperofe verte calcinée
à blanc, diffoute dans de l'eau de fontaine.*

On voit qu'on peut lui donner tous
les degrés poffibles de force qu'exigeront
les différens états des ulcères.

Cette folution, que je regarde comme
un remède auffi fûr que parfait, jointe
aux autres moyens curatifs, m'a réuffi
dans des cas où certainement j'aurois
échoué fans elle. Il n'appartient de ma-

H ij

nier ce remède qu'à des Chirurgiens capables d'en eſtimer & d'en régler la force ſelon les circonſtances, & qui ne feront pas aſſez peu prudens pour vouloir deſſécher un ulcère comme les empiriques. Le moins qu'on riſqueroit, ſi l'on n'en déterminoit pas bien la vertu, ſeroit de faire fermer un ulcère que la nature n'auroit pas encore digéré ni diſpoſé à la guériſon. Ainſi, je ne parle pas ici à ces Praticiens dont les connoiſſances ſuperficielles ſont toujours très-dangereuſes.

Voilà à quoi ſe borne ce que l'expérience m'a appris : c'eſt au temps à déterminer juſqu'à quel point cette méthode peut s'étendre avec avantage. Je préſume cependant, d'après ce que j'ai vu, que le traitement que j'expoſe ici peut s'appliquer aux ulcères avec carie de l'os. J'avoue néanmoins n'avoir pas eu occaſion de l'éprouver dans des cas où j'aie pu être certain que l'os fût entrepris. On ſait que ſouvent il ſe détache quelque petite portion d'os, fans qu'on s'en apperçoive fur l'appareil.

Quoi qu'il en foit, fi l'ulcère eft d'une grandeur modérée, & que le mal n'ait pas pénétré trop avant dans l'os, ou fi la douleur & l'inflammation font affez confidérables pour exiger que le malade garde un repos abfolu, je penfe pouvoir juger par analogie que les principes que j'ai établis feront applicables à nombre de cas où l'art a enfin prévalu avec la condition du repos & de la pofition horizontale du membre.

Mais avec les méthodes propofées, on ne fera aftreint au repos que pendant certain période, jufqu'à ce que l'os foit exfolié; ce qu'on peut accélérer par de légères perforations dans les parties faines: alors l'exercice deviendra d'un très-grand avantage pendant le refte du temps de la cure. En effet, l'inflammation étant le procédé par lequel la nature détache la portion fphacélée de l'os, procédé tout-à-fait femblable à celui qu'elle tient pour les parties molles du corps, je crois pouvoir préfumer que ce procédé aura plus d'effet (fi une fois il réuffit) avec un exercice modéré, qu'avec un repos abfolu, & que la cure, fans être auffi prompte, fera néanmoins probablement plus conftante.

Nous favons quelles cures heureufes il fe fait dans l'air infect des Hôpitaux, fous la main de Chirurgiens expérimentés, dans les cas mêmes les plus dangereux, & malgré la clôture des lieux, ou quoique le malade y foit fouvent pris de l'une ou l'autre fièvre (1). Si donc on évite ces rifques en permettant au malade de prendre autant d'exercice qu'il pourra pendant certaine partie du jour, peut-être

---

(1) Outre ces inconvéniens, il en eft encore un autre très-commun dans les hôpitaux, c'eft de lever l'appareil des ulcères des jembes quelquefois une heure avant qu'on les panfe. Chacun fent aifément combien il peut en réfulter de mal.

parviendra-t-on à fauver un membre qu'il auroit fallu amputer, & même la vie : au moins n'aura-t-on rien à fe reprocher en faifant cette tentative.

Je n'ignore pas qu'on eft quelquefois obligé d'en venir à l'amputation. Je crois cependant qu'on y viendra beaucoup moins, fi l'on adopte mes avis. Les malades étant une fois inftruits qu'ils peuvent guérir des ulcères des jambes fans être affujettis au repos, & loin de leurs familles ou de leurs travaux, ne tarderont plus à demander avis. S'ils s'y prennent même un peu tard, ils feront toujours dans le cas d'être au moins effectivement foulagés lorfqu'ils fe préfenteront ; & l'on évitera les inconvéniens de tant de guérifons qui ne font que paffagères.

Outre le petit nombre de cas qui, excepté l'amputation, ne font plus du reffort de l'art, parce qu'ils font compliqués avec une maladie interne, & l'une ou l'autre affection des vifcères, on a

H iv

encore fait mention de plusieurs autres où l'on a cru qu'un égoût externe pouvoit être utile. Mais il est permis de douter si dans ces cas on peut risquer de guérir (1) ou de suppléer à l'égoût de

---

(1) Les ulcères des vieillards doivent être regardés comme critiques ; ainsi il ne faut pas les guérir. *Le Dran.* C'est aussi l'opinion de Heister & d'autres Ecrivains célèbres. Avicenne affirme la même chose en termes si exprès, que je crois pouvoir le citer : » *Sed in senioribus non sanantur eorum ulcera ; — & quandoque sanantur, deindè rescinduntur , quoniam non generatur in eis caro , nisi antè mundificationem ; quando ergo retinetur in eis superfluitas non munda, oportet indè ut corrumpatur continuitas proveniens secunda. De ulcerib.* lib. 4.

Malgré ces autorités , j'ai essayé de guérir de très-anciens ulcères de gens fort âgés , & entre autres, celui d'une femme qui avoit plus de quatre-vingts ans , malgré l'avis d'un Chirurgien qui lui avoit conseillé de ne pas se faire guérir. Tous ces gens ont joui depuis de la meilleure santé.

l'ulcère, même par une issue pratiquée ailleurs.

C'est dans ces circonstances qu'il faut consulter un Médecin. Il seroit à souhaiter que les Chirurgiens y eussent plus souvent recours. Les avis réunis mettroient le malade dans le cas de ne pas se repentir de la conduite d'un Chirurgien qui se fie trop à ses lumières. Si, dans les cas dont il s'agit ici, l'un & l'autre pensoient qu'en pratiquant même une grande issue, elle ne répondroit pas entièrement à l'égoût de l'ulcère (1), ils pourroient bien ne pas se tromper, & le malade préféreroit probablement d'errer avec sûreté.

Il est des faits pour & contre, j'en conviens ; & c'est une raison de ne point se tenir ici dans des bornes trop étroites, soit d'un côté, soit d'autre. C'est à la

______

(1) Voyez Bell sur la nature & la quantité de pus qui se décharge par une issue ordinaire. *Traité des ulc.* — Conférez Camper, pag. 399.

feule prudence du Praticien à déterminer ce que les cas particuliers exigent. Wifeman, l. 2, c. 9, nous rapporte un exemple qui mérite attention. Une jeune femme étoit affligée à la jambe d'un ulcère qui s'opiniâtra long-temps contre tous les moyens curatifs que ce Chirurgien employa, fans parler de ceux que d'autres avoient auffi mis en ufage. Cette opiniâtreté venoit du dérangement des règles qui rendoient l'ulcère très-fordide à différens intervalles réguliers. L'ulcère ayant été guéri, à l'aide du bas lacé (1), cette femme recouvra une fanté parfaite, & les règles reprirent leur cours naturel.

Mais il me fuffit de dire que nombre d'ulcères fe font guéris fans les mauvaifes conféquences qu'on appréhendoit, &

---

(1) On peut fe convaincre par la lecture de Wifeman, que c'eft avec un bandage ferré, & un libre ufage du précipité, qu'il a opéré fes meilleures guérifons.

ſans aucune récidive, autant que j'ai pu le ſavoir.

Quoi qu'il en ſoit, il eſt toujours bon de prendre certaines précautions, comme purger, vivre ſobrement, & ne pas quitter le bandage pendant certain temps.

Quoique j'aie ſtrictement défendu les purgatifs, dans les vues de faire tendre l'ulcère à la guériſon (opération pendant laquelle on doit cependant toujours prévenir la moindre conſtipation, quand la cure eſt près de ſa fin) on pourra purger avec le plus grand avantage. On adminiſtrera même, à ce période, quelques médecines aſſez actives à différens intervalles, ſelon les forces & l'âge du ſujet. J'ai dit qu'on devoit porter le bandage pendant certain temps : le Chirurgien ſe réglera, à cet égard, par l'état, la durée de l'ulcère, & par d'autres circonſtances analogues. En effet, ſi l'ulcère a été grand & de longue durée, on portera le bandage plus long-temps : cependant on ne le portera que quelques ſemaines pendant la nuit. H vj

A ces avis, j'ajouterai que tout con-
valeſcent doit en général faire beaucoup
d'attention à ſa guériſon, pendant certain laps de temps, & prendre de loin
en loin quelques purgatifs, s'il a le ventre un peu reſſerré. La tempérance en
toutes choſes eſt auſſi une précaution
abſolument néceſſaire : car, pour peu
qu'on ſe livrât à ſes appétits ſenſuels, la
cure de ces maux, comme celle de tout
autre, pourroit bien n'être pas permanente. Du reſte, ſi l'homme veut ſuivre
ſa gourmandiſe & ſes paſſions, qu'il s'en
prenne à lui-même & non au Chirurgien
qui l'aura peut-être guéri pluſieurs fois.

APPENDICE

SUR

LES ULCERES SCROPHULEUX.

AVANT de terminer cet ouvrage, je crois devoir faire part de quelques obfervations relatives à une autre efpèce d'ulcères fort difficiles à guérir.

Lorfque je commençai à réfléchir fur les grands avantages que j'avois tirés du précipité rouge employé avec hardieffe, de quelques onguens digeftifs plus chauds que ceux qu'on emploie ordinairement, d'un bon régime joint à l'exercice dans le traitement des ulcères des jambes, je fus naturellement porté à tenter les mêmes procédés dans d'autres cas d'ulcères embarraffans. Les fuccès ont réellement paffé mes efpérances : de forte que j'ofe engager les gens de l'art à en faire autant, fur-tout dans les cas de tumeurs froides aux glandes du cou, qu'on fuppofe généralement tenir d'un caractère fcrophuleux. Quoi qu'il en foit, ces tumeurs font très-fréquentes & dégénèrent en ulcères très-fâcheux, fans cependant préfenter d'autres marques caractériftiques du virus fcrophuleux (1), naturellement fi redoutable.

Je fus encore plus porté à ces tentatives, par quelques obfervations de M. Freke, homme d'une imagination vive, quoique de temps en temps fujet à certains écarts : mais en général, il penfoit, & il donnoit des raifons plaufibles de fes procédés. Je trouvai que fes idées venoient, on ne peut mieux, à l'appui de l'opinion que j'avois, tant du mal que du remède propre à le guérir.

J'ai donc employé le précipité avec beaucoup de liberté, dans les cas d'af-

____

(1) M. Camper a fait fur les u'cères fcrophuleux quelques obfervations qui méritent d'être lues, p. 232, 389. *

fections fcrophuleufes au cou, & avec
tout l'avantage que j'avois ofé m'en promettre. Si les tumeurs font difpofées à fe
porter au dehors, fans être ouvertes, ou
fi elles n'ont qu'une petite ouverture,
j'en accélère la maturité, & je hâte la
diffolution de la peau par le moyen
d'épithêmes faits de miel, de fleur de
farine & de jaune d'œuf. Je fuis très-
attentif à l'étendue que peut prendre
l'ulcère, fachant que j'ai à détruire une
glande très-endommagée au-deffous ; &
que fi je ne la détruis pas, l'ulcère ne
guérira pas entiérement, quelque petit
qu'il foit enfin devenu : ou s'il a été
fermé, il ne tardera pas à fe rouvrir.
L'efcarre eft néanmoins plus petite que
quand les ulcères font traités par la méthode ordinaire : car la peau étant mince
à cet endroit, lâche aifément ; ou fait
difparoître la tumeur qui eft deffous,
& l'ulcère guérit beaucoup plus vîte que
par un traitement adouciffant. En les
traitant, comme j'ai dit ci-deffus, ils ne

laiſſent qu'une eſpèce de couture, & un peu de rougeur, ſans cicatrice proprement dite.

La ſeule choſe déſagréable à laquelle cette pratique puiſſe être expoſée, c'eſt peut-être la ſalivation. Je ne l'ai jamais apperçue dans ma pratique. J'ai cependant adminiſtré aſſez long - temps le mercure intérieurement à petites doſes, tandis que j'employois le précipité extérieurement avec beaucoup de liberté. Mais comme il eſt d'uſage que les malades prennent de l'eau de mer, ou quelqu'autre laxatif dans ces cas-là, l'on n'a pas beaucoup à craindre la ſalivation. Si on l'appercevoit, tout Chirurgien expérimenté ſauroit bientôt y porter remède.

Je ſuis néanmoins perſuadé qu'on aura très-peu beſoin d'adminiſtrer intérieurement le mercure ou un autre médicament, comme altérant; au moins n'en connois - je aucun qui ait une qualité particulièrement convenable à ces maux. Les purgatifs n'y conviennent guère non plus : ils ne font qu'affoiblir la force vitale qui, dans ces fortes de cas, n'eft déjà que trop languiffante. Je remarquerai auffi que ces ulcères fe guériffent également, qu'on emploie ou non les mercuriaux, les antimoniaux, la ciguë, les fels neutres, l'eau de mer; moyens curatifs dont j'avois fait ufer auparavant avec beaucoup de liberté. Je ne doute pas que le plan que je recommande ne foit fouvent auffi avantageux dans les mains de tout autre Chirurgien qui voudra le fuivre, pourvu cependant que les poumons ne foient pas affectés.

Si d'ailleurs le fujet n'eft pas bien portant, il faut lui adminiftrer les médicamens convenables à fon état. Le quinquina fera, je penfe, auffi utile qu'aucun autre. J'ai auffi une preuve évidente de l'efficacité d'une forte décoction *des bois* avec de l'antimoine cru. Mais en général, je crois qu'il eft toujours plus avantageux de faire mûrir promptement la tumeur, d'amener à fuppuration la peau affectée & les glandes, par le moyen de l'épithême mentionné ; de faire un grand & long ufage du précipité, de prendre de l'exercice, de fuivre un bon régime, & fur-tout de marcher. Pour cet effet, on confeillera au malade d'être toujours fur fes jambes, & dehors quand le temps le permettra. De quelqu'âge qu'il foit, il commencera cet exercice de la manière qui lui fera la plus agréable, & il l'augmentera de jour en jour, jufqu'à ce qu'il aille au lit très-fatigué. J'en ai vu de fi heureux fuccès (1), que je ne faurois trop le recommander.

---

(1) Hoffmann eft auffi du même avis : *Nihil eft quod utiliffimam fuperflui & nocentis humidi perfpirationem tam egregiè juvet, quàm motus corporifque exercitatio, quâ tuendæ fanitatis vix præfentius datur auxilium. — Peregrinatio ad omnium falubritatem pertinet, quia non modò cum continuo motu, fed frequentioris etiam aeris infalubris, in falubriorem mutatione conjuncta eft, quæ tuendæ fanitati & corpori à pluribus morbis præfervando egregiè velificatur.*

De motu, optimo fanitatis remedio. **Cap. 9** & feq.

Pour tirer tout le parti qu'on peut espérer de l'usage du précipité, il faut en remplir l'ulcère scrophuleux. S'il y occasionne une escarre, ce qui n'arrive pas fréquemment, on y appliquera l'épithême suppuratif, jusqu'à ce que cette escarre soit ôtée : pour lors on réitérera le précipité.

Le premier avantage qu'on en tirera, sera un prompt changement dans la matière que rend l'ulcère, tant pour la qualité que pour la quantité. Après avoir rendu ou trop peu de matière, ou beaucoup de sanie corrosive, il jettera une quantité modérée de pus louable, & l'ulcère paroîtra toujours net, excepté le cas où le topique occasionnera l'escarre dont j'ai parlé. On verra aussi changer en peu de temps les parties contiguës de l'ulcère ; l'enflure baissera ; la peau ambiante qui étoit rouge & enflammée, reprendra sa couleur naturelle, & le malade ou ses amis seront eux-mêmes en état de juger du changement avantageux de la plaie.

J'ai confeillé l'ufage journalier du précipité, & j'ai entendu la chofe pref- qu'à la lettre. En effet, lorfqu'une partie de la glande a été détruite, on voit l'ul- cère & la peau ambiante fe contracter, comme fi l'on avoit employé un aftrin- gent : la plaie fe refferra à la largeur d'une paille, pendant l'ufage journalier qu'on fera de ce minéral qui aura déjà détruit un amas de glandes corrompues.

Je fais qu'on penfe affez généralement qu'on ne doit pas faire fuppurer les tu- meurs fcrophuleufes; non que l'on s'ima- gine qu'elles guériront moins en confé- quence d'une prompte maturité, mais uniquement par la difficulté de les gué- rir quand une fois elles fuppurent, ou que l'abcès eft crevé. Mais les tumeurs fcrophuleufes, & en particulier celles du cou, aboutiffent toujours à fuppura- tion dans un temps ou dans l'autre, fans y être follicitées par l'art : d'ailleurs, l'expérience prouve combien il eft avan- tageux de les faire mûrir promptement, puifqu'on empêche par-là qu'il n'y ait trop de glandes d'attaquées, & qu'on diffout plus parfaitement ce qui eft déjà altéré. Je ne puis donc qu'infifter fur l'ufage de l'épithême fuppuratif (1).

Tel eft vraiment le moyen de prévenir nombre des mauvais effets qui réfultent d'abandonner ces tumeurs à la nature pendant des mois entiers, ou même pendant des années, dans des complexions qui ne fe tirent pas aifément d'un mal quelconque, & pour lefquelles les médicamens deviennent prefqu'abfolument inutiles.

Si la tumeur fcrophuleufe du cou eft extrêmement étendue, on pourra la traiter un peu différemment : néanmoins l'épithême mentionné l'amènera promptement à fuppuration. Si cela s'effectue promptement, la plaie rendra une bonne quantité de pus louable, & en confé-

---

(1) C'eft probablement pour cette raifon que les eaux de Malvern ont été utiles dans ce cas-là.

quence les glandes en feront confidérablement diffoutes & diminuées. Alors
on aura moins befoin de faire un fi grand
ufage du précipité : mais fi la tumeur eft
confidérable, il fera important de con-
ferver une affez grande partie de la peau,
pourvu que rien ne s'y oppofe.

D'un autre côté, fi le local n'eft pas
en très-mauvais état (ce qui cependant
arrive fréquemment avant que ces tumeurs fuppurent abondamment), il fera
utile d'ouvrir l'abcès en donnant feulement un coup de lancette à la fommité
& à la bafe de la tumeur pour y paffer
un féton ; ou l'on pratiquera cette ouverture en une feule fois, en paffant une
aiguille à féton, garnie d'une mèche de
coton ou de foie.

Outre l'avantage qu'on a de faire évacuer peu à peu par ce procédé la matière
de l'ulcère, on le garantit encore intérieurement du contact de l'air : point
effentiel auquel on fait à peine attention
dans le traitement des ulcères. On renou-

vellera la mèche au moins deux fois par jour, après l'avoir enduite de quelqu'onguent déterfif. De temps en temps on la faupoudrera légèrement de précipité. L'irritation continuelle que caufera le féton, aidera la fonte des duretés qui refteront aux glandes, & beaucoup plus qu'aucun cataplafme ordinaire. D'ailleurs, ces cataplafmes tendent plus fouvent à détruire la peau, fans ftimuler les parties fubjacentes, comme il eft toujours befoin de le faire dans ces circonftances.

L'irritation caufée par cette mèche, difpofera le fond de l'abcès à pouffer les premiers bourgeons charnus, dès que la dureté fera fondue. L'ulcère, par ce moyen, guérira doucement, plus promptement & avec une efcarre beaucoup moindre qu'on ne l'attendroit de l'étendue de la tumeur; & l'on n'appercevra fur la peau, après la guérifon, que la marque des piquures, & un peu de rougeur.

Si l'ouverture pratiquée avec le féton ne paroît pas difpofée à guérir dans un temps convenable, après que la mèche eft ôtée (ce qui fe fait en tirant peu de fil en une fois & en différens temps); fi d'ailleurs on ne fent pas une nouvelle fermeté, & que l'écoulement ne foit pas augmenté, on pourra deffécher les petits orifices en les panfant deux fois par jour avec de la charpie trempée dans un peu de lait où l'on aura jeté une ou deux gouttes d'extrait de faturne.

Ce mélange prend une légère confiftance, & peut devenir très-utile pour nombre d'autres ulcères inquiétans. J'en vis les heureux effets, il y a quelques années, dans d'autres circonftances, fous la direction de M. Watfon. Si les bords des deux orifices deviennent calleux, on les amollira en les touchant avec le cauftique lunaire, & on les fera tendre ainfi à la guérifon.

Si donc il m'eft permis de prefenter quelques autres idées concernant ces

ulcères

ulcéres fâcheux, & de conclure de quelques circonstances favorables réunies à
l'expérience, j'oserois donner lieu d'espérer que la méthode mentionnée procurera des secours effectifs en plusieurs
cas d'abcès scrophuleux aux jointures
des extrémités supérieures, si sur-tout le
malade va sur mer. J'ai vu les plus heureux effets de ces voyages.

Quant à ceux des extrémités inférieures, outre les autres inconvéniens
qui les accompagnent, les malades ne
peuvent marcher, & conséquemment ils
sont privés d'air pur & d'exercice : je
n'ose donc attendre aucun succès bien
réel des méthodes ordinaires.

Tels sont les avis que j'avois à donner,
relativement à ces ulcères de mauvais
caractère, qui, je pense, n'exigeront
pas d'autre traitement. Je suis persuadé
qu'on aura plus de succès, & en moins
de temps, par ces procédés, qu'avec tous
ces prétendus médicamens altérans, ou
autres moyens qu'on prescrit générale-

ment. Peut-être fera-t-on encore plus heureux avec les bains de mer, en quelques cas particuliers; mais fur lefquels on ne peut avoir de certitude qu'après les tentatives néceffaires : car ces bains ont procuré à certains fujets un foulagement plus grand qu'on n'auroit ofé l'efpérer, tandis que d'autres font revenus de la mer plus mal qu'auparavant.

Je ne dirai pas ici que l'ufage du précipité, tel que je l'ai recommandé, foit inconnu de tous les gens de mon état : mais il eft certain que ce n'eft pas la pratique ordinaire, & que même ce procédé n'a jamais été rendu public. Ce que j'ai connu par moi-même, joint à ce que d'autres m'ont appris, me donne affez de confiance, pour dire que les cures feront bien plus promptes, plus affurées & moins défagréables, fi l'on adopte mon plan.

Je penfe qu'il eft prefque inutile de dire que, quand la cure eft complètement terminée, il fera à propos d'ouvrir

une iffue à quelque partie convenable
du corps, d'obferver exactement certain
régime modéré, & de continuer l'exercice pendant quelque temps. Si le malade
avoit été fujet à une ophthalmie ou à
d'autres fymptômes fcrophuleux, il doit
paffer un été fur mer.

DES CREVASSES DU SEIN,

E T

. DES ABCÈS LAITEUX.

AVANT de parler des abcès laiteux, je ferai ici une obſervation dont ſans doute on me ſaura gré. Je dis donc que la ſolurïon aſtringente que j'ai ſi ſouvent indiquée, eſt le meilleur topique qu'on puiſſe appliquer ſur les ulcères douloureux & opiniâtres des mamelons des femmes qui nourriſſent, & pour leſquels on a mis tout en uſage, quoique preſque inutilement.

Il ne faut toucher le mamelon que quelques fois pendant la journée avec un pinceau de poil de chèvre ou avec le bout du doigt trempé dans cette liqueur: on couvrira enſuite la partie affeſtée avec la main ou avec ce qu'on jugera convenable, pour empêcher la liqueur d'être effuyée. Quant à la force du topique, on la réglera felon que l'ulcère fera fenfible & étendu.

Je crois avoir imaginé un expédient avantageux pour couvrir le mamelon : c'eft de couper l'une des extrémités d'une *noix mufcade* volumineufe, de la creufer de forte que les bords foient plats, & d'en couvrir le mamelon qu'on aura tiré dehors. L'avantage qui en réfulte vient-il de la vertu aromatique de la noix, ou de ce qu'elle garantit le mamelon du frottement du linge qui devient rude & dur par le lait qui s'y deffèche, ou de ce qu'il n'eft plus expofé au contact de l'air ? c'eft ce que je ne déterminerai pas.

On a toujours ce remède fous la main, & il ne caufe aucune gêne : ainfi, je confeille de l'employer auffi - tôt que le mamelon commence à s'ulcérer. C'eft-là le vrai moment d'avoir auffi recours à la folution dont j'ai tiré les plus grands avantages depuis que je la connois. Dans

I iij

quelques cas plus fâcheux où les ger-
çures & les crevasses font plus profondes, & extrêmement fenfibles, fur-tout
fi elles font anciennes, il fera bon de
couvrir la partie d'un onguent non relâchant, mais modérément chaud & def-
ficatif, tel qu'un cérat approprié, en y
jetant quelques gouttes d'eau-de-vie.
Mais le moyen fur lequel je me fonde
particulièrement, eft la folution indiquée dans le traité précédent. Si elle eft
bien proportionnée, elle fera toujours
ceffer la douleur.

On l'a mife à l'épreuve dans l'hôpital
des femmes en couches ; & depuis plus
d'un an on l'emploie avec les plus heureux fuccès, comme je l'avois fait efpérer. Le grand nombre de femmes ainfi
affectées dans cet hôpital, me donne
lieu de croire que le remède a été mis
en ufage pour toutes les différentes efpèces de ces ulcères.

Un des grands avantages de cette folution, c'eft qu'elle n'eft point malfai-

fante, & que l'enfant peut fans rifque
prendre le téton lorfqu'il en eft humecté.
Comme elle eft légèrement aftringente
& déterfive, fans caufer de douleur, ni
cette féchereffe défagréable & rude qui
réfulte de tous les autres aftringens que
j'avois employés, elle répond parfaitement aux vues pour lefquelles on s'en
fert, & diffipe cette douleur exceffive
qui arrête, dans une tendre mère, l'impulfion agréable de la nature, & l'empêche ainfi de fubvenir aux premiers
befoins d'un enfant à qui cette mère
fenfible vient de donner le jour.

Mais le mal ne fe borne pas toujours
à ces affections du mamelon. La douleur
& l'inflammation gagnent le corps même
du fein, & la fuppuration en eft la conféquence. Je ferai donc quelques obfervations fur ce fujet, qui, malgré fon importance, n'a encore été traité, comme
il faut, dans aucun écrit public.

Le premier fymptôme de ce mal eft
ordinairement une douleur lancinante,

jointe à la dureté & à l'enflure de l'une ou l'autre partie de la mamelle : l'écoulement du lait par le mamelon, est considérablement diminué. C'est à ce moment-là qu'il faut tâcher de prévenir le mal qui peut résulter; car peu de temps après, il est impossible d'en arrêter les suites. La peau est bientôt décolorée; tout le sein augmente considérablement.

Le remède urgent est la saignée, les laxatifs, les anodyns. Il faut sur-tout appliquer des topiques calmans qui sont ordinairement les plus puissans discussifs. Quelquefois une solution de sel ammoniac cru, dans laquelle on a jeté une bonne quantité d'esprit de vin ; & si l'inflammation est très-récente, un peu de vinaigre fournira un remède préférable aux *préparations de plomb*. Une compresse de linge imbibée de cette liqueur modérément chaude, & renouvelée dès qu'elle se refroidit, produira des effets beaucoup plus avantageux que les fomentations relâchantes, ou de semblables cataplafmes, auxquels les gens de l'art ont ordinairement recours.

Si l'on emploie donc tous ces moyens à temps, les fymptômes inflammatoires difparoîtront bientôt, la douleur ceffera totalement; & fi le lait reprend un libre cours, il n'y a plus à craindre de fuppuration. D'un autre côté, quand les premiers fymptômes ne diminueroient pas beaucoup & promptement, il n'eft prefque plus à craindre que le fein aboutiffe à fuppuration, quelle que foit la lenteur avec laquelle ils fe calment. Dans ce cas-ci l'on doit changer de plan fans différer, afin d'accélérer la maturité de la tumeur. En fuppofant que l'état du pouls permette la faignée, on remplira cet objet, en tirant une ou deux fois un peu de fang du bras, quoique le malade eût déja été faigné pour une autre raifon. Ce procédé conviendra toujours aux fujets pléthoriques, ou lorfque l'inflammation eft accompagnée de fièvre, & que l'événement paroît douteux. La faignée ne nuira même pas à la fuppuration, fi elle vient à s'établir; elle diminuera auffi le volume de l'abcès.

Alors on couvrira l'abcès d'un cataplafme modérément fuppuratif, que l'on continuera jufqu'à ce qu'on fente quelque fluctuation de matière : on pourra même fe contenter d'un cataplafme de pain & de lait. Lorfqu'on aura vu des fignes manifeftes de fuppuration, l'on fomentera la partie deux fois par jour, en cas que l'abcès femble menacer de prendre une grande dimenfion, & de ne pas mûrir promptement. Il eft effentiellement important qu'il mûriffe bientôt : car fa dimenfion augmentera à proportion du retard ; d'ailleurs, plus il fe fera agrandi, plus il faudra de temps pour le guérir. C'eft au moins ce qui arrive en général.

Il n'eft pas moins important de bien traiter les abcès, après que la matière eft bien formée. Je fuis obligé de m'oppofer ici à l'ancien ufage de faire de grandes ouvertures avec l'inftrument tranchant ; ce qui n'eft que peu ou point néceffaire. Cette heureufe idée eft due à feu le célèbre Hunter, à qui le Public a tant d'obligations : & je crois que ceux qui s'occupent des accouchemens, font, au moins à Londres, inftruits des grands avantages qui réfultent d'épargner aux femmes une fi douloureufe opération. Comme ceci n'a pas été rendu public par les gens de l'art, & que d'ailleurs le grand nombre n'eft pas de cet avis, il eft auffi arrivé que plufieurs n'en font pas bien informés.

La ftructure glandulaire du fein, fon ufage particulier, le peu de danger que préfente naturellement le mal, démontrent combien il eft hors de propos d'y faire de grandes ouvertures. Mais je ne m'étendrai pas ici fur tous les défavantages qui réfultent de cette pratique, ni même fur la longueur ennuyeufe de la cure, qui doit néceffairement en être la conféquence. Mon but n'eft que d'indiquer une méthode préférable, en tout, à une opération si douloureuse.

Non-seulement les grandes incisions ne conviennent pas ; on fera encore aussi bien, en général, d'éviter les coups de lancette. Outre que cela est inutile, la malade en souffre beaucoup.

» Mais le sein guérira beaucoup plus » tôt si on laisse l'abcès crever de lui- » même. » Nous sommes assurés par-là que la suppuration sera aussi complette qu'on peut le désirer, & que l'ouverture ronde & un peu échancrée que la nature se pratique elle-même, restera beaucoup plus facilement ouverte que la piquûre d'une lancette. Il n'y a uniquement qu'à couvrir la partie avec un cataplasme de mie de pain & de lait, soutenu par un bandage aisé ; on renouvellera le cataplasme trois fois par jour, après avoir pressé pour faire sortir la matière.

Quoique cette méthode curative soit la meilleure, il est des cas, comme je l'ai vu, où les petites ouvertures prati-

quées avec la lancette, ont leur avantage. Tels font ceux où tout le fein eft
très-dur, fur-tout lorfque la complexion
naturelle du fujet ne paroît pas difpofée
à produire autant de matière purulente
que cette dureté fembleroit l'exiger. Il
s'y forme alors un grand nombre d'apof-
têmes qui aboutiffent très-lentement,
épaiffiffent & durciffent la peau, ne font
que très-peu difpofés à s'ouvrir, & qui
ceffent de couler, prefque auffi tôt qu'on
y a pratiqué une iffue. Quelquefois les
petites tumeurs s'affaiffent quand on ne
les ouvre pas auffi tôt qu'on fent de la
matière, & les duretés reftent prefque
dans le même état pendant long-temps.

Il faut employer ici des cataplafmes
plus chauds que ceux de lait & de pain,
& de légères frictions faites avec un lini-
ment un peu volatil; quelquefois un
ufage prudent de l'*onguent bleu*, mais en
ayant attention de l'étendre plutôt doucement fur le fein que de l'y faire entrer
en frottant. A ce période le quinquina

sera utile à certains sujets; à d'autres il faudra administrer une petite dose de *sublimé corrosif* (1). J'ai aussi quelquefois tiré beaucoup d'avantages de la décoction de salsepareille, de la poudre de millepieds, ou des sueurs poussées avec quelque poudre appropriée, & même des purgatifs, composés de rhubarbe & de mercure doux, réitérés de temps à autre.

Les plus mauvais cas que j'ai rencontrés étoient dus à un froid dont la personne avoit été saisie un mois après l'accouchement : c'est ce qui arrive plus souvent aux femmes qui n'allaitent pas, & qui ne sont pas assez attentives au cours de leur lait. Il se forme alors & même promptement, quelques grumeaux séparés, ou il s'en réunit plusieurs qui occupent une grande partie du sein. Ils sont ordinairement très-durs, quoi-

____

(1) N'est-il donc pas moyen de substituer quelque chose à ce redoutable corrosif ? Je ne puis approuver ici notre Auteur. *

que fans caufer d'abord beaucoup de douleur. Au premier afpeét ils font fort alarmans ; cependant ils fe terminent très-bien, fi on les traite prudemment.

J'ai été appelé pour quelques-uns de ces maux qui duroient déja depuis plufieurs mois : le fein avoit entièrement perdu fa forme naturelle ; il étoit dur partout, affaiffé : les mamelons en étoient oblitérés. Si le mal eft arrivé à ce point, il faut que la fuppuration s'établiffe ; c'eft même un avantage : autrement le cas eft dangereux ; car je ne crois pas qu'on puiffe jamais réfoudre la tumeur. Voilà pourquoi les *préparations de plomb* ne conviendroient aucunement ici. Je n'ai rien vu de fi utile que les doux cataplafmes & l'ufage prudent de *l'onguent bleu* (1) *plus fort*, depuis un fcrupule jufqu'à une demi-dragme, réitéré proportionnément à fes effets, & de tirer de temps à autre une petite quantité de

____

(1) Voyez Lewis, difp.

sang. Pendant ce temps-là on tiendra le ventre libre avec le sel de Saignette ou autre laxatif rafraîchissant.

C'est par ces moyens que j'ai réussi dans des cas très-défavorables, & qu'on n'eût pas distingués de véritables squirres incurables. Le mal s'est cependant guéri à temps convenable, & les mères ont ensuite allaité leurs enfans, sans le moindre inconvénient.

C'est sur-tout dans ces circonstances qu'il faut laisser l'abcès crever de lui-même. L'instrument tranchant semble tendre à faire augmenter la dureté de la partie maladie, en même temps qu'il détruit l'organisation du sein. Au moins est-il entièrement inutile.

Lorsque la suppuration s'est faite lentement, il reste quelquefois un écoulement ichoreux ou sanieux, ou le lait coule par l'ulcère long-temps même après qu'on a dissipé la tumeur & la dureté. J'ai eu aussi occasion de traiter des ulcères fistuleux qui avoient per-

févéré plufieurs mois, & que j'ai defféchés avec de l'eau végéto-minérale
très - forte, fans aucun inconvénient.
Mais fi le finus eft profond, ma folution
aftringente, plus haut, fera préférable,
employée en injections.

Les obfervations que je viens de réu-
nir font le réfultat d'une longue expérience, & je ne dis rien que d'après ce
que j'ai vu dans l'hôpital des femmes en
couches, & dans ma pratique particulière. Je n'ai pas prétendu écrire un
traité fur les abcès du fein, mais uniquement une efquiffe de pratique fûre &
peu embarraffante, dont tout homme
expérimenté faura faire l'application, &
dont les jeunes Praticiens pourront effentiellement profiter.

Au refte, de quelque manière qu'on
traite ces abcès, & quelque préférable
que foit ce traitement à l'ufage cruel du
couteau & aux grandes incifions qu'on
fait fréquemment, les abcès laiteux feront fouvent fort douloureux, tandis

que, d'un autre côté, le long usage qu'on doit faire des cataplasmes rend ces maux très-pénibles pour les malades. Si donc on en peut diminuer le nombre, en guérissant promptement les mamelons, on ne rejettera sans doute pas un remède utile, pour deux raisons, à ceux qui s'occupent des accouchemens.

Les Chirurgiens apprendront peut-être aussi avec plaisir, que la solution astringente est très-utile dans des cas d'ulcères fistuleux autres que ceux dont j'ai parlé, & que d'ailleurs c'est un excellent topique pour accélérer la guérison des grandes brûlures, & de quelques ulcères vénériens très-inquiétans. Je ne doute donc pas donc pas que, vu sa douce astringence, elle ne devienne d'une très-grande ressource dans les hôpitaux, en nombre de cas que je ne puis détailler ici.

Le vitriol bleu, calciné jusqu'au rouge, est une préparation fort différente, aussi bien que la solution qu'on en fait dans son état naturel. On se sert depuis long-temps de la dernière dans les hôpitaux, & particulièrement dans celui de Saint-Thomas. Mais c'eſt un deſſicatif & un cauſtique qui offenſe des ulcères moins irritables que ceux des jambes, à moins qu'on ne faſſe cette ſolution extrêmement foible. Mais alors elle devient beaucoup moins avantageuſe que la ſolution que j'ai recommandée.

CONCLUSION.

En concluant ce petit ouvrage, il ne fera pas inutile de rappeler les vues de la première partie, & de ramener mes principes à un point unique. Je demanderai en même temps qu'on ufe envers moi de quelque indulgence, fi j'ai ofé renoncer à tous les moyens curatifs ordinaires dans le traitement des ulcères des jambes, pour recommander une méthode diamétralement oppofée à celles qu'on fuit le plus : fi j'ai, dis-je, infifté fur l'exercice, condamné le repos, ordonné un régime fortifiant (1), au-lieu d'une diète févère, & prefcrit des onguens ftimulans, préférablement à de doux cataplafmes & à des cérats rafraîchiffans.

______

(1) Voyez le D^r. Kirkland fur la diète des malades, dans fes *Penfées fur les amputations.*

Si les fuccès d'un plan différent de tous les autres en plufieurs parties effentielles, peuvent juftifier les efpérances qu'on en avoit conçues, j'oferai dire que celui que j'ai propofé ne fera pas peu avantageux aux gens qui aiment les plaifirs, ou qui font obligés de vaquer à des affaires; mais fur-tout aux pauvres qui abondent dans les hôpitaux pour fe faire guérir de ces affections & de plufieurs autres. Si donc on peut les guérir fans qu'ils foient obligés d'être éloignés de leur famille & de quitter les travaux qui en font le foutien, c'eft fans doute lever le grand obftacle qui les empêche fi fouvent de venir demander du foulagement. De fon côté, le Chirurgien verra avec plaifir qu'il n'eft plus forcé de recevoir, dans l'hôpital, des gens qui peuvent fe guérir dehors avec autant de facilité que de fûreté.

Quelqu'important que foit mon projet, je n'ignore pas combien il eft difficile de le rendre auffi avantageux que je

le défire, aux pauvres les plus néceffi-
teux, qui rarement favent s'obferver, &
s'en tenir à ce qu'on leur prefcrit.

Content néanmoins de l'utilité qu'en
pourront tirer des gens plus aifés, &
ceux fur lefquels on doit probablement
compter, j'ofe efpérer que mon plan
aura des fuccès qu'on n'a jamais obtenus
par d'autres. Je demande feulement à
mes confrères de faire quelques tentatives, & de permettre au temps de leur
prouver la vérité de ce que j'ai avancé.
J'affure qu'ils en verront des fuites capables de les encourager à tenir la même
marche que moi, en attendant qu'ils
aient eu occafion de perfectionner ma
méthode.

Au refte, j'ai rempli la tâche que je
m'étois impofée. J'ai expofé mes fenti-
mens, comme étant le réfultat de
l'attention fuivie que j'ai long-temps
faite à ce fujet. Ainfi, que mes lecteurs
en portent le jugement qu'ils voudront.
Il eft même quelquefois utile & glorieux

d'avoir essayé sans succès; à plus forte raison, lorsqu'on n'a pas été malheureux en tout. On ne sauroit donc me rien reprocher. Je croirois au contraire avoir manqué à tous les gens honnê.. que cela peut intéresser, si j'avois laissé ignorer ce qui m'a paru être d'une utilité publique.

Je dirai encore que mon dessein n'a pas été de faire entendre aux autres Chirurgiens qu'ils n'ont jamais eu aucuns succès dans le traitement des maux dont j'ai parlé. J'en connois qui y ont fait la plus grande attention. Mais s'ils ont observé ce que j'ai vu, s'ils ont été en état de guérir sans astreindre les malades au repos & sans aucun risque de récidive, il est fâcheux que le Public n'en ait pas été instruit : je n'aurois assurément pas pris la peine de composer ce traité. L'envie de paroître ne me dominoit pas au point de m'exposer peut-être aux risques d'une censure amère, en produisant des idées que j'ai supposées nouvelles parmi les Praticiens éclairés. C'eſt à eux que je ſoumets mes réflexions, perſuadé qu'ils y verront quelque amélioration dans les procédés de l'art. Si, après des épreuves ſuffiſantes ils trouvoient que je n'euſſe pas atteint le but, & qu'en conféquence, ils indiquaſſent une méthode mieux fondée, facile & ſûre, tous les gens de l'art devroient l'adopter ſans balancer. Mais, juſqu'à ce moment-là, je puis dire :

Vive : vale. Si quid noviſti rectius iſtis ,
Candidus imperti : ſi non , his utere mecum.
HORAT.

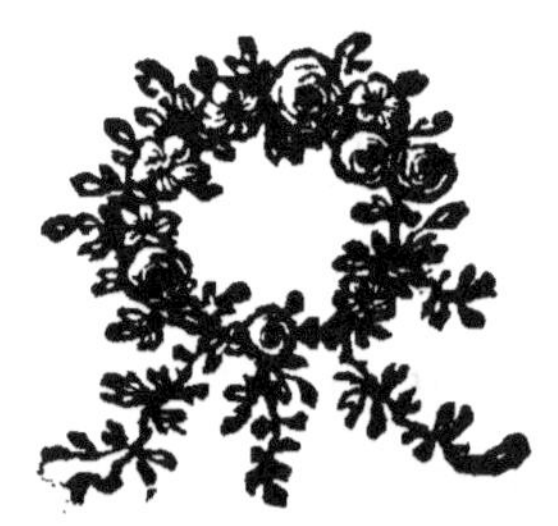

MÉTHODE

AVANTAGEUSE

DE TRAITER LES ULCÈRES

DES JAMBES.

K

MÉTHODE
AVANTAGEUSE
DE TRAITER LES ULCÈRES
DES JAMBES,

PAR FEU M. JOSEPH ELSE,

De la Société Royale de Londres, Chirurgien de l'Hôpital de Saint Thomas, & Membre de l'Académie Royale de Chirurgie de Paris.

ON ne voit, dans les hôpitaux, aucune maladie plus fréquente que les anciens ulcères des jambes. La cure en eſt longue, difficultueuſe, ſouvent incertaine, & même quelquefois dangereuſe. Les pauvres ſur-tout y ſont plus ſujets que les gens aiſés. Expoſés à nombre d'inconvéniens, ils reçoivent des bleſſures, des contuſions aux jambes, ſans pouvoir garder le logis pour ſe

K ij

guérir. Le mouvement, les sorties continuelles qu'ils font, irritent la partie affectée, l'enflamment ; & souvent le mal dure plusieurs années, faute d'être traité convenablement. Les femmes dont les règles se suppriment, ou les gens qui ont des humeurs âcres & cachectiques, éprouvent également ces affections pénibles ou dangereuses.

Les gens aisés qui en font attaqués, en font aussi guéris assez promptement en général, ayant les moyens de vivre avec le repos nécessaire pour la guérison. S'ils n'en font que menacés, ils peuvent avoir recours au Médecin ou au Chirurgien, pour détruire la cause du mal avant qu'il se soit manifesté. Le pauvre, au contraire, en devient doublement malheureux. D'abord il souffre ; ensuite le mal qui l'empêche de gagner sa vie, augmente encore sa misère. Les Chirurgiens des hôpitaux font tous les jours témoins de ces scènes affligeantes, & voient des ulcères devenir calleux &

rebelles contre tous les moyens curatifs, pour avoir été négligés long-temps ; au-lieu qu'ils se seroient guéris sans peine, avec de simples topiques & le repos, s'ils avoient été traités dès leur commencement.

Quelquefois on en a guéri avec des préparations mercurielles, telles que le mercure doux ou la solution du sublimé dans la liqueur de Van-Swieten. En d'autres circonstances, l'eau de mer a été utile ; on a aussi ordonné le quinquina avec avantage. Mais je sais aussi que tout s'est trouvé fort souvent en défaut. Il n'est même pas rare de voir un ulcère devenir sordide, douloureux, s'enflammer, gagner plus loin, se gangréner après avoir été amené à un état qui promettoit que, sous peu de jours, il seroit complettement cicatrisé : au grand étonnement de l'homme de l'art, le plus habile même, l'usage des fomentations antiseptiques, des cataplasmes, de l'opium qui avoit semblé arrêter les progrès du mal, & fait tomber l'efcarre, a auffi rendu la furface de la plaie plus grande que lorf-qu'on en a commencé la cure. On conti-nuera, fi l'on veut, le même traitement; mais ce ne fera que pour voir les mêmes fcènes reparoître.

Je m'entretenois, il y a quelques an-nées, fur ce fujet avec le Docteur Huck; il me dit que l'Apothicaire Battifcomb avoit une méthode expéditive & fûre pour guérir ces ulcères; & il m'en cita un exemple dont il avoit été témoin, & dont d'autres perfonnes lui avoient auffi parlé. Le voici.

Une fervante avoit un ulcère à la jambe depuis douze à quatorze ans, & étoit fortie de l'hôpital fans aucune guéri-fon. M. Huck me dit qu'il ne connoiffoit pas toute la méthode de l'Apothicaire, mais qu'il préfumoit que l'effentiel confif-toit dans l'application d'un bandage com-preffif très-ferré. L'Apothicaire appli-quoit d'abord un linge trempé dans une liqueur que le Docteur croyoit être une teinture de myrrhe ; que par-deffus ce linge, il mettoit une lame de plomb, & rouloit enfuite la bande depuis les orteils jufqu'au-deffus du genou. Si la bande fe lâchoit pendant le jour (car cette fille n'interrompoit pas fes travaux), elle revenoit chez l'Apothicaire fe la faire remettre. Elle prenoit deux fois par jour, cinq gouttes d'une liqueur que le Docteur penfoit être une folution de fublimé dans l'efprit de vin, très-déphlegmé. Au bout de l'année elle fe trouva guérie, & depuis elle a joui d'une parfaite fanté (1). Elle a toujours porté fon bandage pendant le jour, & le quittoit en fe mettant au lit, pour le reprendre en fe levant.

Je me rappellai immédiatement que M. Battifcomb avoit auffi guéri un grenadier & le domeftique d'un officier, d'ulcères aux jambes, pour lefquels je

____

(1) L'Auteur écrivoit ceci cinq ans après la guérifon, en 1771.

leur avois confeillé de fe rendre à notre hôpital, ne croyant pas qu'on pût les guérir fans qu'ils reftaffent en repos. Quelque temps après, je me trouvai avec lui, & lui parlai de fes fuccès dans le traitement de ces affections qui éludoient fouvent nos reffources; & j'ajoutai que s'il vouloit nous vendre le fecret de fon topique, nous le payerons bien. Perfonne, me répondit-il, ne peut en faire ufage que moi feul.

M. Martin, mon collègue dans l'hôpital de Saint-Thomas, & moi, nous nous décidâmes donc à effayer quels feroient les fuccès d'un bandage pour les anciens ulcères des jambes, fans adminiftrer de médicamens internes. Je le trouvai extrêmement avantageux : de forte que je crus qu'il ne manqueroit jamais de procurer une guérifon parfaite, quand les os ne feroient pas cariés.

C'eft pourquoi, quand l'ulcère eft fordide, la première chofe que nous faifons, c'eft de le déterger avec un ca-

taplafme de mie de pain & de lait ou
tout autre, pourvu qu'il foit émollient.
Quand nous fommes parvenus à ce
point - là, nous y appliquons un linge
trempé dans une teinture de myrrhe, ou
dans l'eau végéto-minérale de Goulard,
qui nous paroît même être préférable. Si
ces topiques caufent de la douleur, nous
appliquons de la charpie fèche, & du
cérat *épulotique* ou *blanc*, étendu fur un
linge, mis fur la charpie. Par deffus ce
linge, nous mettons une lame fine de
plomb qui a la forme même de la furface de la plaie, de forte qu'elle en
couvre juftement les bords. Nous affu-
rons cet appareil avec un bandage, ferré
jufques même à caufer certain engour-
diffement au membre, & roulé depuis
les orteils jufqu'au-deffus du genou. A
mefure que l'ulcère fe retrécit, nous di-
minuons l'étendue de la lame de plomb.
Le malade étant guéri, nous lui recom-
mandons de porter conftamment ce bandage à l'avenir pendant le jour.

Mais quel que foit l'avantage de cette méthode, elle eſt auſſi ſujette à des inconvéniens, ſi on l'emploie ſans bien réfléchir ſur les circonſtances des ulcères. J'ai déja dit qu'il étoit quelquefois dangereux de guérir certains ulcères. Ainſi, quand la longue durée de ces égoûts ou l'état cachectique univerſel du corps nous fait craindre de dangereuſes conſéquences ſi nous les fermions, nous nous contentons d'en améliorer ſimplement l'état, & de les maintenir à ce point par une application convenable du bandage. Si même nous ne croyons pas avoir trop à craindre de les fermer, nous jugeons qu'il eſt de la prudence de pratiquer une iſſue à l'autre jambe, de preſcrire de temps en temps un laxatif, & d'aſtreindre le ſujet à une diète modérée pendant quelque temps après que ſon ulcère ſe trouve mieux. Si, d'un autre côté, malgré toutes ces précautions, il ſurvient quelque dérangement que l'on puiſſe attribuer à la cure, telle ſeroit une affection de poitrine, ce qui eſt aſſez fréquent, nous tâchons auſſitôt de rappeler l'ulcère.

Je pourrois préſenter ici nombre de cas où les malades ont été traités avec les mêmes ſuccès par cette méthode : mais l'expoſé même de la méthode & ſa ſimplicité me diſpenſent de décrire des hiſtoires qui n'apprendroient que l'ordre qu'a ſuivi le mal, ſon commencement & ſa fin. Il eſt d'ailleurs inutile, je penſe, de citer des cas particuliers pour atteſter ce qui ſe paſſe dans un hôpital où l'on peut obſerver les mêmes choſes tous les jours.

Je dois obſerver ici que l'uſage des bandes dans le traitement des ulcères, n'eſt pas une nouvelle invention. Wiſeman (1), au traitement des ulcères des jambes, recommande un bas lacé, non-ſeulement pour avancer la cure de ces maux, mais pour éviter les récidives; & il cite des exemples de ſes ſuccès.

____

(1) Liv. 2.

Malgré cela, je crois que le bandage est préférable à ce bas, parce qu'on peut l'appliquer plus uni, & que conséquemment il cause moins de gêne.

F I N.

A P P R O B A T I O N.

J'AI lu, par ordre de Monseigneur le Garde des Sceaux, un Manuscrit qui a pour titre *Traité des Ulcères des Jambes*, traduit de l'anglois. Cet Ouvrage m'a paru utile, & très-digne d'être donné au Public. A Paris, le 9 Octobre 1783.

LOUIS, Censeur royal.

Le Privilège est du 3 Décembre 1783.

www.ingramcontent.com/pod-product-compliance
Lightning Source LLC
LaVergne TN
LVHW021530170726
843501LV00004B/1017